Beltz Taschenbuch 882

Über dieses Buch:
Hunderttausende Kinder und Jugendliche fliehen jeden Tag in die bunte Welt des Internet und der Computerspiele. Anders als im wahren Leben werden sie dort als Helden gefeiert, leiten Teams und planen ganze Schlachten. Doch wer stundenlang in einer zweiten Welt lebt, zahlt nicht selten einen hohen Preis: Übermüdung, Rückzug aus dem Familienleben, Verlust der Freunde, Leistungsschwäche in Schule und Beruf. Die beiden renommierten Autoren erklären die Ursachen und geben Einblick in die Welt der Spiele, die Eltern häufig verschlossen ist. Eindringlich zeigen sie, wie sich die Gehirne exzessiver Spieler verändern und wie Eltern und Lehrer reagieren können. Die Faszination mit dem Computer wird unsere Kinder heute und in Zukunft anders denken, hören, sehen und fühlen lassen. Ein tief greifender Wandel steht uns bevor, dessen Tragweite wir heute noch gar nicht abschätzen können.

Die Autoren:
Wolfgang Bergmann, 1948–2011, leitete das »Institut für Kinderpsychologie und Lerntherapie« in Hannover. Er ist einer der bekanntesten Kinder- und Familientherapeuten Deutschlands. Im Beltz Verlag erschienen seine Bücher »Gute Autorität«, »Die Kunst der Elternliebe«, »Das Drama des modernen Kindes«, »Disziplin ohne Angst«, »Kleine Jungs, große Not« sowie das Hörbuch »Du sollst glücklich sein, mein Kind«.
Gerald Hüther, geboren 1951, ist Professor für Neurobiologie in Göttingen und einer der renommiertesten Hirnforscher in Deutschland. Er ist prominenter Sach- und Fachbuchautor und veröffentlichte bei Beltz Taschenbuch zusammen mit Inge Krens »Das Geheimnis der ersten neun Monate. Unsere frühesten Prägungen« und zusammen mit Helmut Bonney »Neues vom Zappelphilipp. ADS verstehen, vorbeugen und behandeln«.

Wolfgang Bergmann
Gerald Hüther

Computer-
süchtig?

Kinder im Sog der
modernen Medien

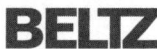

www.beltz.de

1. Auflage 2013

Beltz Taschenbuch 882
2013 Beltz Verlag, Weinheim und Basel
Zuerst erschienen 2006 im Walter Verlag unter dem Titel
»Computersüchtig. Kinder im Sog der modernen Medien«
© 2010 Patmos Verlag der Schwabenverlag AG, Ostfildern
Umschlaggestaltung: www.anjagrimmgestaltung.de,
Stephan Engelke (Beratung)
Umschlagabbildung: © plainpicture/Ableimages
Foto Wolfgang Bergmann: © Michael Plümer
Foto Gerald Hüther: © privat
Druck und Bindung: Beltz Druckpartner GmbH & Co. KG, Hemsbach
Printed in Germany

ISBN 978-3-407-22882-6

Inhalt

3rd Task – Verstehen
Die Hintergründe und Mechanismen der
Herausbildung einer Computersucht

4th Task – Nachdenken
Die Suche nach Ursachen und Lösungen

Vorwort zur Neuauflage

Fast 10 Jahre sind inzwischen vergangen, seit ich dieses Buch zusammen mit Wolfgang Bergmann verfasst habe. Alles, was wir hier beschrieben haben, gilt noch heute. Nur die Anzahl derjenigen Jugendlichen, die sich in den virtuellen Welten der inzwischen noch viel ausgeklügelter konzipierten Computerspiele verlieren, ist noch weiter angestiegen. Und es werden auch immer mehr, die täglich stundenlang im Internet surfend unterwegs sind oder in den sozialen Netzwerken nach Freunden suchen und dabei vergessen, was es in der realen Welt an wunderbaren Dingen zu entdecken gibt und wie viele reale Menschen in ihrer Nachbarschaft darauf warten, von ihnen angesprochen zu werden. Eltern, Erzieher und Lehrer sind noch immer genauso ratlos angesichts dieser Entwicklungen wie damals. Und auch die Tatsache, dass inzwischen von mir sehr geschätzte Hirnforscherkollegen wie Manfred Spitzer mit dem Hinweis, uns drohe die »digitale Demenz«, sehr plakativ vor den Gefahren der zunehmenden Medialisierung unseres Lebens warnen, macht die Situation nicht besser. Diese Warnung, so berechtigt sie sein mag, verstärkt nur noch die bereits bestehende Verunsicherung und Angst all derer, denen die Zukunft unserer heranwachsenden Generation am Herzen liegt.

Deshalb bin ich froh, dass unser Buch nun in einer Neuauflage erscheinen kann. Vielleicht trägt es dazu bei, dass auch diejenigen, denen es bisher nicht in die Hände gefallen ist, hier genau das finden, was wir mehr als alles andere brauchen, um diese ungünstigen Entwicklungen allmählich aufhalten und umlenken zu können: ein tieferes Verständnis dafür, weshalb diese modernen Medien für so viele junge Menschen so attraktiv sind. So anziehend, dass sie zu einer Gefahr für ihre weitere Entwicklung, für die Entfaltung der in ihnen angelegten Talente und Begabungen werden können.

Nur eines macht mich traurig. Wolfgang Bergmann ist im letzten Jahr verstorben. Bis zuletzt hat er sich für die Belange junger Menschen mit all seiner therapeutischen Kompetenz und Erfahrung eingesetzt und noch kurz vor seinem Tod hat er eine Stiftung gegründet, von der das fortgeführt wird, was ihm so sehr am Herzen lag (www.fuerkinder.org).

Hier ist ein Auszug aus einem der letzten Interviews, in dem er zum Ausdruck gebracht hat, was ihm in der Diskussion zum Missbrauch digitaler Medien wichtig war. Geführt hat dieses Interview Loba Schneemann, erschienen ist es in der Zeitschrift »Swiss Family«.

Herr Bergmann, Sie sagen, dass wir mitten in einer Kulturrevolution stehen. Können Sie das näher erläutern?

Wir befinden uns in einer tiefgreifenden Umwälzung unserer Kultur, vergleichbar mit der industriellen Revolution. Wir verabschieden uns von der Kultur der Aufklärung, in der ein Bild von einem selbstbestimmten Individuum vorherrschte. Vor allem anderen steht heute das Wirtschaftsgeschehen und nicht der Mensch, und noch nie zuvor gab es eine so direkte Abhängigkeit zwischen der Börse und einem Unternehmen. Anonyme Daten bestimmen und nicht der Mensch. Wir können immer weniger durch Wissen, Fähigkeiten oder Engagement Einfluss darauf nehmen, ob unser Arbeitsplatz bestehen bleibt oder nicht.

Das macht Eltern, vor allem Väter, zunehmend unsicher. Was sollen sie ihren Kindern auch sagen? Etwa, dass Eigenschaften wie Pünktlichkeit oder Verlässlichkeit eine Rolle spielen? Dass Wissen und die Werte, auf denen die Eltern ihr Leben aufgebaut haben, wenig zählen oder gar nicht mehr?

Die Kinder atmen den Bedeutungsverlust von Bindungen und alten Tugenden ein – und richten sich danach. Sie nehmen das, wenn auch unbewusst, wahr, und müssen sich in dieser neuen Kultur zurechtfinden. Ein großer Teil der Nöte und Auffälligkeiten von Kindern haben ihre Wurzeln in dieser veränderten Kultur.

Dies entlastet sicher einige Mütter und Väter, die glauben, die ganze Verantwortung hänge allein an ihnen.

Das Schuldgefühl vieler Mütter ist fast schon legendär! Aber auch viele Väter leiden unter Schuldgefühlen. Es ist für Kinder, vor allem für die Söhne, wichtig, starke Eltern zu haben. Gleichzeitig braucht es Stärke und Ermutigung. Der Vater sollte zum Beispiel nicht »der beste Freund« seines Kindes sein. Ein Junge braucht vielmehr einen Vater, der »alles im Griff« hat, beste Freunde hat er schon woanders. Wenn sich Eltern zurückziehen, weil sie selber nicht wissen, wo es langgeht, dann ist die Gefahr groß, dass die Kinder ausbrechen, und dass es Schwierigkeiten gibt

Was können Eltern konkret tun, um ihre Kinder vor dem Sog der Medien zu schützen?

Eltern sind im »Medienzeitalter« nicht weniger wichtig, ganz im Gegenteil, sie sind heute viel wichtiger geworden. Leider ist es heute umso schwerer, diese Rolle zu erfüllen.

Kinder benötigen in der unübersichtlichen multimedialen Welt mehr denn je Halt und soziale Orientierung. Eltern müssen sich gegen die Macht der Medien behaupten. Kinder brauchen emotionale Bindungen, gerade auch als Schutz gegen die überwältigenden Möglichkeiten der neuen Technologien.

Wenn sich ein Paar für ein Kind entscheidet, sollten sie dies nicht als einen Akt der Aufopferung sehen. Sie sollen sich freuen, Kinder zu bekommen, denn es ist das tiefste und ergreifendste Ereignis, das es überhaupt gibt. Es ist eine Frage der inneren Entscheidung und Übereinstimmung des Paares schon vor der Geburt. Erziehung ist Liebeskunst, Liebesbewusstsein. Paare, die vor dem Entscheid stehen, sollten sich in aller Ruhe überlegen, wie sie das organisieren können, ob sie es sich leisten wollen und können, die ersten Jahre viel Zeit für die Familie zu investieren. Und sie sollten wissen, dass nicht Training oder Zweisprachigkeit über die Intelligenz ihres Kindes entscheidet, sondern ihre Präsenz.

Ein Kind spürt die Sicherheit der Entscheidung seiner Eltern und diese Gewissheit gibt ihm Stabilität. Die Basis für Bildung wird ganz früh in der Entwicklung eines Kindes gelegt. Wenn ein 14-Jähriger diese frühe Bindung, die Entschlossenheit der Eltern, die Beständigkeit und Orientierung nicht erlebt hat, dann ist die Gefahr groß, dass er in die virtuelle Welt flieht.

* * *

Computer sind äußerst hilfreiche Werkzeuge, aber jedes Werkzeug, jede Maschine, alles, was Menschen im Verlauf ihrer bisherigen Entwicklung erfunden und hergestellt haben, kann auch so verwendet werden, dass es dem Menschen schadet.

Nicht die Autos sind schuld daran, dass es so viele Unfallopfer auf unseren Straßen gibt, sondern die Menschen, die diese Fahrzeuge so benutzen, dass es zu diesen Unfällen kommt. Das gilt auch für die modernen Medien, und hier ganz besonders für die Computer, denn diese jüngste Errungenschaft menschlichen Entdeckergeistes sind wunderbare Maschinen, die uns unglaublich viel Arbeit abnehmen. Wir sind gewissermaßen mit Hilfe der Computer aus dem Maschinenzeitalter des vorigen Jahrhunderts in das Informationszeitalter der modernen Gesellschaft katapultiert worden. Computer steuern Maschinen, sie führen komplizierteste Rechenoperationen aus, sie machen Informationen nahezu überall zugänglich, sie ermöglichen die Kommunikation weltweit und erlauben natürlich die Speicherung und den Austausch ungeheurer Datenmengen rund um den Globus.

Das alles bedeutet eine immense Entlastung des menschlichen Gehirns als Informationsspeicher und Steuerinstrument, so wie wir das im letzten Jahrhundert und in allen Generationen davor noch betrieben haben. Damit werden plötzlich Freiräume offen, es entstehen neue Möglichkeiten und Dimensionen der Entfaltung menschlicher Potenziale. Das gilt nicht nur für Kinder und Jugendliche, die diese Computer vielleicht am intensivsten nutzen, das gilt auch für ältere Menschen, denen sich mit Hilfe dieser Computer und des Internets neue, bisher unbekannte Möglichkeiten eröffnen.

Computer und die digitale Datenverarbeitung sind also ein Segen und aus der heutigen Welt eigentlich überhaupt nicht mehr wegzudenken. Natürlich hat die Einführung solcher neuen digitalen Technologien einen Einfluss auf unser Gehirn. Wir wissen seit einigen Jahren, dass die Nervenzellverschaltungen in unserem Gehirn sich immer wieder anpassen an die Art und Weise, wie und wofür man sein Hirn benutzt. Nutzungsabhängige Neuroplastizität nennt man diesen Anpassungsprozess, den man eigentlich mit einem Satz zusammenfassen kann: So wie man sein Gehirn nutzt, so wird es am Ende auch. Vor allem dann, wenn man sich für etwas begeistert.

Das galt auch schon für die Maschinen, die wir im vergangenen Jahrhundert so begeistert entwickelt, gebaut und benutzt haben. Waschmaschinen, Kühlschränke, Autos – all das hat unser Leben geprägt und natürlich auch seine Spuren in unserem Gehirn hinterlassen.

Bis heute bestimmen die Funktionsprinzipien dieser Maschinen unser Denken. Wir bezeichnen unser Herz als Pumpe, die Mitochondrien in unseren Zellen als Kraftwerke, füllen Nahrung und Medikamente in uns hinein, damit der Motor gut läuft. Und wenn etwas in unserem Körper nicht richtig funktioniert, gehen wir zum Arzt und lassen es reparieren. In diesem nun allmählich zu Ende gehenden Maschinenzeitalter haben wir gelernt, uns selbst wie Maschinen zu betrachten, die man so zu behandeln hat, dass sie optimal funktionieren, die man mit Schönheitsoperationen und durch das Einsetzen von Ersatzteilen oder durch die Einnahme von Arznei oder gar Drogen verbessern kann. Menschen, die tagtäglich mit Maschinen umgeben sind, passen sich an die Erfordernisse von Maschinen an – und funktionieren dann bisweilen sogar wie Maschinen.

Bei Menschen, die sehr viel mit digitalen Medien arbeiten, entsteht automatisch eine Anpassung auf der Ebene des Sehens, das heißt, eine starke visuelle Dominanz. Diese Personen sind sehr schnell bei der Erkennung von Bildern. Außerdem entwickelt sich eine ausgeprägte motorisch-visuelle Kopplung, das heißt, man sieht etwas und reagiert sehr schnell mit der Hand darauf. Die Reaktionen laufen viel rascher ab, als das früher mit unseren alten Möglichkeiten der Fall war. Die Bilderfolgen in vielen Computerspielen sind außerordentlich beschleunigt, genauso auch Handlungssequenzen. Das sind ganz neue Anforderungen an das Gehirn, und an diese Anforderungen passt sich unser zentrales Nervensystem an.

Die starke visuelle Dominanz, die schnelle motorisch-visuelle Kopplung und die rasche Reaktion waren im früheren Maschinenzeitalter weniger wichtig. Da ging es eher darum, dass Wirkungs-Ursache-Beziehungen klar erkennbar wurden. Die Kraftmaschinen machen uns das ja noch bis heute deutlich. Wenn man Bücher aus dieser Zeit liest, erkennt man, wie begeistert die Menschen über ihre ersten Dampfmaschinen gewesen sind. Bei denen war sehr anschaulich nachvollziehbar, wo die Kraft entstand und wohin sie übertragen worden ist. Dieses ganze Ursache-Wirkungsdenken, das wir heute noch zum Teil in den Wissenschaften anwenden, stammt aus dieser Zeit. Mit den digitalen Medien und den Möglichkeiten, die uns diese Geräte bieten, hat sich das vollkommen geändert. Ursache und Wirkung sind nicht mehr klar zu erkennen, wir können auch nicht mehr sehen, was hinter den Bildschirmen passiert. Das macht sie für uns unüberschaubarer, weniger vorhersagbar, die Realitätsgrenzen haben sich verschoben und damit auch der Realitätsbezug. Unser Denken, unsere Wahrnehmung hat sich dieser neuen Welt angepasst. Für unser Gehirn sind die Dinge also weniger gut vorhersagbar, weniger gut durchschaubar, die Dinge scheinen mehr oder weniger unbegrenzt, Aufgaben können scheinbar bedingungslos über die Computer bewerkstelligt werden.

Das hat zwei große Konsequenzen: Zum einen geht der Sinnbezug, der Bezug zur realen Welt, zur Wirklichkeit stärker verloren – wenn man den größten Teil seiner Zeit vor solchen computergenerierten Bilderwelten, vor virtuellen Realitäten verbringt, passt man sich auch zunehmend daran an. Der zweite wichtige Aspekt, den man nicht oft genug betonen kann, ist, dass Menschen, die zuviel Zeit vor Computern verbringen, auch den Bezug zu sich selbst verlieren. Sie spüren ihren eigenen Körper nicht mehr richtig, die eigene innere mentale Kraft geht verloren, man ist sehr stark – und das ist vielleicht das wesentliche Kennzeichen – auf das konzentriert und fokussiert, was in den von den Computern generierten Bilderfolgen abläuft.

Und damit entwickeln wir natürlich zwangsläufig mit der Einführung dieser neuen Technologien in der heutigen Zeit ein verändertes Selbstbild. Dazu gehört, dass wir eine andere Wahrnehmung von uns selbst haben. Die Weltbilder, die Vorstellungen von dem, was Welt ist, haben sich verändert, die Sinnbilder sind andere geworden. Sinngebende Entitäten und Zusammenhänge haben im Computerzeitalter eine andere Dimension angenommen.

Vielleicht fragen Sie sich jetzt: Na ja, das ist ja alles schön und gut, aber was sind denn nun die Fakten? Inwieweit kann die Hirnforschung zum Beispiel tatsächlich nachweisen, dass die Einführung dieser neuen Technologien und deren vermehrte Nutzung dazu führt, dass sich das Hirn verändert?

Eigentlich gibt es bisher nicht allzu viele Untersuchungen, aber das Prinzip ist vollkommen klar und ist durch vielfältige Studien in den letzten Jahren nachgewiesen: Wenn man sich intensiver über längere Zeit und mit besonderer Begeisterung mit etwas beschäftigt, dann werden entsprechende Verschaltungen im Gehirn an diese Art der Nutzung angepasst. Aus anfänglich dünnen Nervenwegen werden durch häufige Nutzung allmählich Straßen. Sinnbildlich gesprochen könnte man sie Autobahnen nennen, von denen man möglicherweise gar nicht mehr herunterkommt.

Ein besonders anschauliches Beispiel, an dem Hirnforscher zeigen konnten, wie sich die neuen Technologien auf die Hirnorganisation und -struktur auswirken, ist die Veränderung der Repräsentanz des Daumens im Gehirn bei Jugendlichen. Wenn man den Daumen bewegt oder berührt, wird im Hirn eine Region, die »Daumen-Steuerungsregion«, im sensomotorischen Kortex aktiv. Von dieser Region aus werden die Daumenbewegungen gesteuert. Eine englische Arbeitsgruppe hat nun festgestellt, dass bei englischen Jugendlichen genau diese »Daumen-Steuerungsregion« im Gehirn immer größer wird, und das hat mit der Versendung von SMS-Botschaften über Mobiltelefone und wohl auch mit der Steuerung bestimmter Computerspiele zu tun. Bei unseren deutschen Jugendlichen wird das nicht anders sein. Diese Hirnregion breitet sich also aus, es gibt eine immer ausgeprägtere, auch immer effizienter funktionierende Kontrollinstanz für die Steuerung der Daumenbewegungen im Kortex. Das heißt, dort sind inzwischen feinere, dichtere, auch immer zuverlässigere Vernetzungen entstanden, die schnelle Daumenbewegungen zulassen, wie man sie braucht, wenn man zum Beispiel den ganzen Tag mit größter Begeisterung SMS-Botschaften verschickt.

Die Einführung neuer Kulturtechniken, insbesondere der digitalen Techniken hat also Folgen für das Gehirn. Das war schon immer so, auch die Einführung von mechanischen Geräten und andere technische Errungenschaften in der Generation unserer Großväter hatte schon ihre entsprechenden Einflüsse auf die Art und Weise, wie Menschen ihr Hirn benutzt haben.

Die Frage ist nur, ob es wirklich so sehr darauf ankommt, dass man eine besonders große Repräsentanz für die Bewegung der Daumen im Gehirn hat oder anders ausgedrückt, ob es in Zukunft in unserer Gesellschaft entscheidend ist, dass man seinen Daumen so schnell bewegen kann.

Moderne bildergenerierende Medien wie das Fernsehen, DVDs oder eben die Computer mit all ihren Möglichkeiten werden aber nicht nur als Arbeits- oder Informationsinstrumente genutzt, sondern spielen eine bedeutende Rolle als Ablenkungs- oder Unterhaltungsinstrumente für Konsumenten. Sie sind Verdienstquelle für die Be- und Vertreiber der betreffenden Angebote sowie für die Hersteller und Verkäufer dieser Produkte. Denen geht es um Gewinnmaximierung durch hohe Einschaltquoten oder Verkaufsraten. Zwangsläufig kommt es dabei zu einem Wettbewerb um maximale Attraktivität, also höchste Anziehungskraft der angebotenen Sendungen, Filme, Programme oder Spiele.

Bilder erreichen für Menschen immer dann eine extrem hohe Anziehung, wenn sie möglichst viel Aufmerksamkeit auf sich ziehen und den Eindruck erwecken, sie seien für die eigene Lebensbewältigung hilfreich. Um das erreichen zu können, müssen die elektronisch generierten Bilder möglichst bunt, abwechslungsreich, überraschend, voyeuristisch, sexualisiert oder brutal sein, es muss in den Programmen ein Spannungsbogen aufgebaut werden, dem man sich nur schwer entziehen kann, der öfter (an besonders spannenden Stellen) unterbrochen und später fortgesetzt wird. Bei interaktiven Medien (Computerspielen) muss zudem das Gefühl geweckt werden, der Nutzer könne selbst aktiv in die Bilderfolgen eingreifen und etwas bewirken. Durch zunehmende Automatisierung dieser Handlungen wird für den Nutzer ein Flow-Erleben auslösbar, er verschmilzt förmlich mit seinem Denken und Handeln in den elektronisch generierten Bilderwelten.

Je besser ein Medienprodukt all diese Eigenschaften besitzt, desto größer ist die von diesem Produkt ausgehende Sogwirkung, desto schlechter gelingt es den Nutzern, sich dieser Wirkung zu entziehen und desto höher sind die Gewinne, die die Hersteller dieser Produkte erzielen.

Die erste und zunächst auffälligste Folge des extensiven Konsums bildgenerierender elektronischer Medien ist die bereits erwähnte Anpassung der visuellen Wahrnehmung an die Erkennung und Erfassung schnell wechselnder Bilder. Bei den Computerspielen kommt es zudem zu einer starken Bahnung visuell-motorischer Kopplungen, die als enorm beschleunigte Reaktionen bestimmter Handbewegungen auf bestimmte optische Reize zutage tritt.

Eine zweite, gut nachprüfbare Folge ist, dass sich durch intensives Spielen mit dem Computer die Körperrepräsentanzen verändern, das heißt, die Menschen spüren ihren eigenen Körper nicht mehr. Wenn man körpereigene Signale immer weniger wahrnimmt, verkümmern letztendlich die Vernetzungen im Gehirn, die für die Wahrnehmung und Interpretation dieser Signale zuständig sind. Dies wiederum findet seinen Ausdruck – und das lässt sich schon heute bei manchen Jugendlichen feststellen – in gestörtem Hunger- und Durstgefühl, das Schlafbedürfnis sinkt; in Südostasien sind bereits die ersten computerabhängigen jungen Männer – man könnte sagen – vor ihren Computerspielen verhungert und vertrocknet. Sie konnten die Bedürfnisse ihres eigenen Körpers nicht mehr erkennen.

Eine weitere Konsequenz ist die mangelnde Empfindungsfähigkeit, also ein Unvermögen, sich in andere Menschen einzufühlen, emotionale Befindlichkeiten des Gegenübers zu erkennen und durch angemessene Ausdrucksformen in Gestik oder Mimik in Beziehung zu treten. Um das zu lernen, braucht man reale Menschen, auf die man reagieren kann, die wiederum auf einen selbst reagieren. Der Computer braucht nur die Maus, um zu erkennen, dass man etwas von ihm will. Er ist ein sehr passives Kommunikationsmedium. Man hat zwar das Gefühl, dass man mit dem PC vieles bewegen kann, aber es ist kein wirklicher Austausch.

Und schließlich eine letzte Ebene, die in diesem Zusammenhang noch wichtig ist: das Vorstellungsmögen und die Fantasie. In dem Maße, wie junge Menschen ihre Fantasie in

Computerwelten ausleben, entstehen andere Vorstellungsbilder und Weltbilder und Möglichkeiten, ihrer Fantasie freien Lauf zu lassen. Ein ganz wesentlicher Aspekt ist der, dass man vor dem Computer eigentlich immer gezwungen ist, auf das, was der Computer an Bildern generiert – beim Fernsehen ist das ähnlich –, zu reagieren. Man selbst hat keine Möglichkeit, der Fantasie freien Lauf zu lassen, wie das beispielsweise beim Lesen der Fall ist, wo man sich eigene Gedanken zum Geschriebenen machen kann und eigene Bilder entwickelt. Die schnellen Bilderfolgen unserer virtuellen Welten reißen uns förmlich mit wie in einem Strom. Für die eigene Fantasie bleibt meistens weder Zeit noch Raum.

Es macht zunächst wenig Sinn, darüber zu streiten, ob die Anpassungsprozesse, die in unserem Gehirn durch die intensive Nutzung dieser modernen Medien vonstatten gehen, gut oder schlecht sind, ob sie vorteilhaft oder gefährlich sind. Was man zunächst einmal nur feststellen kann, ist, dass sich das Hirn verändert, dass es anders wird.

Aber die entscheidende Frage ist doch, ob man sich mit einem so angepassten Gehirn in der realen Welt besser oder schlechter zurechtfindet. Und die Antwort darauf hängt davon ab, in welcher Welt man sein Hirn benutzt. Das ist klar. Einem Förster im Wald wird eine besonders große Daumenrepräsentanz wohl nicht besonders viel helfen. Aber wenn man den ganzen Tag mit dem Handy und SMS-Botschaften unterwegs ist, ist diese Fähigkeit sicherlich sehr vorteilhaft. Wer vorwiegend in Computerwelten lebt und fast alles mittels Computer macht, der wird über kurz oder lang ganz optimal an diese virtuelle Welt angepasst und findet sich dort stetig besser zurecht. Aber er wird dann eben zunehmend Schwierigkeiten haben, sich in der realen Welt wohl und geborgen zu fühlen. Das lässt sich heute schon beobachten. Es gibt Menschen, die sich in der virtuellen Welt eher zuhause fühlen als in der realen Welt menschlicher Begegnungen.

Wie steht es nun mit Computerspielen? Zunächst gilt es wiederum festzuhalten, dass Spiele eine wunderbar kreative und druckfreie Erprobung von Problemlösungsstrategien ermöglichen. Alle lernfähigen Lebewesen müssen spielen, in gewisser Weise gleicht das freie Spielen dem Lernen fürs Leben. Je weniger Kinder spielen, umso weniger Möglichkeiten haben sie, ihre Kreativität zu entwickeln und immer wieder neue Lösungen auszuprobieren, die man später im Leben brauchen kann. Trifft das auf Computerspiele auch zu, sind auch sie eine Schule fürs Leben?

Um diese Frage zu beantworten, sollten wir sie in die folgenden drei Teilaspekte aufgliedern: Was wird mit Computerspielen gelernt und braucht man das im realen Leben? Wer spielt und aus welchem Grund? Wer hat die Computerspiele zu welchem Zweck hergestellt?

Gegen Spiele, die Kindern helfen, sich später im Leben zurecht zu finden, ist gar nichts zu sagen. Spiele, die nur dem Hersteller zu maximalen finanziellen Gewinnen verhelfen und die bewusst so hergestellt sind, dass sie die Kinder und Jugendlichen gewissermaßen in einen Sog hineinziehen, sind keine Spiele. Dabei handelt es sich um Geschäfte, die mit Bedürfnissen von Kindern gemacht werden.

Mit Computerspielen wird im Wesentlichen gelernt, sich in virtuellen Welten zurechtzufinden. Das ist nicht sehr vorteilhaft für die reale Welt. Viele Spiele sind so konzipiert, dass sich der Spieler dort eine eigene, neue Identität schaffen kann.

Man bekommt sozusagen die Chance, ein anderes Leben zu führen als das, was man in der realen Welt hat. Daraus leitet sich ab, dass Menschen Computerspiele dann besonders attraktiv finden, wenn ihnen im realen Leben etwas *fehlt*. Und das ist genau der Punkt, mit dem man sich bei der Betrachtung der Folgen extensiven Computerspiels, noch intensiver befassen muss.

Kinder brauchen Aufgaben, an denen sie wachsen können. Die finden sie vielleicht nicht mehr in ausreichendem Maß in unserer realen Welt, in der sie oft vollkommen verplant sind. Kinder brauchen Vorbilder, an denen sie sich orientieren können. Und sie brauchen ein Gefühl der Zugehörigkeit, eine feste Bindung. Computer können all das bieten. Sie stellen den Kindern Aufgaben, an denen sie wachsen können. Das ist das eigentlich Anziehende, vor allem für Jungs, dass sie plötzlich merken, da können sie Abenteuer erleben, sie können etwas gestalten und werden dabei immer besser. Vorbilder liefern Computerspiele ebenfalls, es sind immer irgendwelche Helden unterwegs, an denen sich die Kinder orientieren können. Zugehörigkeit und Bindung werden nunmehr auch angeboten, indem die Spieler Gilden bilden, Gruppen, die gemeinsam spielen, sogenannte LAN-Partys werden organisiert. Auf diese Weise werden Kinder und Jugendliche mit ihren Grundbedürfnissen, die sie in der realen Welt nicht hinreichend erfüllt bekommen, sehr leicht abholbar.

Was ist nun eigentlich das Gefährliche? Natürlich nicht die Computerspiele, sondern die Tatsache, dass es für so viele Jugendliche, vor allen Dingen Jungs, in der Welt, die wir Erwachsene für sie geschaffen haben, nicht genug Aufgaben gibt, an denen sie wachsen können, nicht genug Vorbilder gibt, an denen sie sich orientieren können, und nicht genug Möglichkeiten gibt, Zugehörigkeit und Bindung zu entwickeln. *Gefährlich sind nicht die Computerspiele. Sie bilden nur einen Ersatz dafür, was Kindern und Jugendlichen fehlt. Gefährlich ist, dass unsere Kinder ihre Grundbedürfnisse in der gegenwärtigen Welt nicht befriedigt finden.*

Und für wen sind Computerspiele besonders gefährlich? Natürlich für diejenigen, denen es im realen Leben besonders wenig gelungen ist, erstens zu zeigen, dass sie was können, auch vor sich selbst zu merken, dass sie an Aufgaben wachsen können, die also zuwenig Aufgaben im Leben gefunden haben, die ihnen das ermöglicht haben; und die zweitens das Gefühl der Zugehörigkeit zu anderen Menschen vermissen.

Wenn jemand sich nicht mehr der menschlichen Gemeinschaft zugehörig fühlt, wenn er sich im realen Leben nicht mehr aufgehoben fühlt und darin keine sinnvollen Aufgaben findet, dann ist es tatsächlich sehr wahrscheinlich, dass dieser junge Mensch sich in diesen virtuellen Welten aggressiver und gewalttätiger Computerspiele all das geistige Rüstzeug verschafft, was er braucht, um seinen Hass auf die Welt auf irgendeine Art und Weise später zu äußern.

Je besser sich das Gehirn von Kindern und Jugendlichen an die Nutzung für Computerspiele anpasst, desto stärker wird das, was in diesen virtuellen Welten erlebt wird, zur Realität. Das heißt, die jungen Menschen verwechseln zunehmend Fiktion und Realität, und sehr bald wird das, was im realen Leben passiert, in der Familie, in der Schule usw. für diese Jugendlichen nur noch zu einer Realitätsebene, die sie nicht mehr interessiert. Erst sind es drei Stunden, dann sechs, dann neun, die sie mit solchen Spielen zubringen. Schlussendlich gehen sie gar nicht mehr in die Schule. Ihre Eltern sind meist ratlos. Zuweilen rufen sie in den psychiatrischen Kliniken an und erbitten Hilfe und Rat. Fragt man diese Eltern, wo denn für das betreffende Kind Aufgaben waren, an denen es hätte wachsen können, ist man oft erschrocken, dass manche Eltern nicht mehr wissen, was das für Aufgaben sein könnten. »Hausaufgaben« oder »Mülleimer runtertragen« sind die häufigsten Antworten. Aber darum geht es eben nicht.

Das Erfüllen von Pflichten im Rahmen des Schulbesuches oder von Förderprogrammen ist keine Aufgabe, an der ein Jugendlicher wachsen kann. Aufgaben, an denen man wachsen kann, sucht man sich selbst. Die sind schwierig, die müssen auch schwierig sein. Das ist ähnlich wie eine Bergbesteigung. Wenn man oben auf dem Berg angekommen ist, ist man stolz auf sich selbst. Kinder, die laufen lernen, bewältigen zum Beispiel eine Aufgabe, an der sie wachsen.

Was können wir also tun? Das muss in jedem Einzelfall entschieden werden. In Deutschland gibt es noch keine Kliniken für Computersüchtige. Kinder- und Jugendpsychiater können Computersucht auch noch nicht als eigenständiges Krankheitsbild abrechnen. Der Streit, ob das überhaupt eine richtige Krankheit ist, wird sicher noch weiter gehen. Aber das Problem hatten wir ja schon bei den Ess-Störungen. Und heute würde keiner mehr behaupten, dass die Magersucht nur eine vorübergehende Pubertätserscheinung ist.

In diesem Sinne wären neue Formen des Zusammenlebens wünschenswert. In Thüringen ist es mir gelungen, mit Hilfe des dortigen Kultusministeriums ein neues Bildungsmodell-Projekt ins Leben zu rufen mit dem Titel »Neue Lernkultur in Kommunen« (www.nelecom.de). Es hat zum Ziel, Kinder und Jugendliche in eine Kommune einzubinden, indem sie Aufgaben übernehmen, sich einbringen, dazu beitragen, dass diese Kommune kulturell, sozial und im öffentlichen Leben vorankommt, vielleicht auch durch diese Aktionen der Kinder und Jugendlichen »wiedererweckt« wird.

Auf diese Weise könnten Kinder und Jugendliche in lebendige, reale menschliche Gemeinschaften eingebunden werden. Es wäre wichtig, dass nicht nur Lehrer diejenigen sind, die für Kinder und Jugendliche die maßgeblichen Personen sind, sondern vor allem auch ältere Menschen mit ihrem riesigen Erfahrungsschatz. Außerdem brauchen Kinder und Jugendliche die Erfahrung, dass es schön ist, vorhandene Probleme mit Hilfe anderer Menschen zu lösen.

Wenn Kindern und Jugendlichen diese Erfahrung vorenthalten wird, wenn ihre wirklichen Bedürfnisse nach Verbundenheit und eigenen Entfaltungsmöglichkeiten nicht gestillt werden, erst dann werden sie empfänglich für die »Ersatzbefriedigungsangebote« der Computerspielehersteller und all der anderen auf Gewinnmaximierung ausgerichteten Medienprodukterzeuger.

Es geht also in diesem Buch nicht um die Gefahren der Nutzung digitaler Medien. Diese Geräte sind längst zu wichtigen und nützlichen Werkzeugen im Leben der meisten Menschen geworden. Es geht auch nicht um diejenigen, die mit der Weiterentwicklung und Verbreitung dieser Geräten und Softwareprogrammen möglichst viel Geld verdienen wollen. Dass sich Einzelne auf Kosten anderer zu bereichern versuchen, lässt sich kaum verhindern und wohl auch nur in sehr extremen Fällen verbieten. Und auch mit der immer besseren

Überwachung und Kontrolle dessen, was Kinder und Jugendliche im World-Wide-Web, in den sog. sozialen Medien oder ihren Computerspielen treiben, wird sich nicht verhindern lassen, dass sich immer wieder Einzelne von ihnen in diesen virtuellen Welten verlieren.

Es geht um die Frage, wie wir Erwachsene diesen jungen Menschen auf ihrer Suche nach einem sinnerfüllten Leben beistehen, wie gut wir sie auf diesem Weg begleiten und ihnen Gelegenheit bieten, zu selbstverantwortlichen, starken Persönlichkeiten heranzureifen. Nicht indem wir sie überwachen, sondern indem wir sie einladen, ermutigen und inspirieren, sich mit ihren jeweiligen Talenten und Begabungen an der Gestaltung einer Welt zu beteiligen, die allen Menschen die Möglichkeit bietet, die in ihnen angelegten Potenziale zu entfalten.

Göttingen im Dezember 2012
Gerald Hüther

Logging in

Na, wollen Sie kurz mal reinschauen, was es im Internet zum Thema moderne Medien gibt? Einige kleine Kostproben gefällig?

»Gefangen im Netz: Die Internet-Blüte in Südkorea treibt viele Menschen in die Abhängigkeit – und manche in den Tod.«

Zu abschreckend? Wie wär's damit:

»Unterhaltung; Orientierung, Faszination. Kinder wachsen mit Medien auf und sind in der Lage, ein breites Ensemble an Medien zu nutzen. Egal, ob Fernsehserie oder Computerspiel, die Mädchen und Jungen gehen bedürfnisorientiert mit dem Angebot um.«

Oder hier, die Nachricht eines 25-jährigen Patienten, der seit 10 Jahren in Psychiatrischen Kliniken behandelt wird:

»Meine Symptomatik: Ich habe u. a. Probleme mit alten Elementen von Computerspielen, die eigentlich in Vergessenheit geraten sind und so weit gefiltert wurden, dass sie auf den kleinen Zellen nicht mehr gespeichert sind. Ich glaube, diese 3D-Spiele im Alter von 15 fahren haben den Verlauf meiner Erkrankung verschlechtert. Vereinzelt treten solche Bilder ein und machen mir Angst.«

Einzelschicksale interessieren Sie nicht so sehr? Was halten Sie davon:

»Early television exposure and subsequent attentional Problems in children.«

Zu wissenschaftlich und dazu noch in Englisch? Dann vielleicht das:

»Fernsehen macht blöd.«

Oder:

»Nervöse Schüler im Zeitalter globaler Medien«

und

»Übermäßiger TV-Konsum im Kindesalter hat gesundheitliche Langzeitfolgen.«

Falls Sie schon etwas älter geworden sind, interessiert Sie vielleicht diese Meldung:

»Fernsehen fördert Alzheimer-Demenz.«

Alles zu negativ? Kein Problem, es geht auch anders:

»Computerspiele fördern höhere Intelligenz.«

und

»Leichteres Lernen durch Schockvideos.«

Auch nicht das Richtige?

Aber vielleicht reicht das auch erst einmal für den Anfang. Sie haben hier sowieso ein Buch aufgeschlagen, in dem es etwas anders zugeht als in Ihrem PC, wenn Sie im World Wide Web nach Einträgen zum Thema moderne Medien, Hirnentwicklung und Computersucht suchen. Erstens etwas geordneter und zweitens deutlich langsamer. In diesem Buch wird es nicht darum gehen, eine spektakuläre Meldung an die andere zu reihen, sondern darum, die Sogkraft der modernen Medien zu verstehen. Vielleicht ist es an der Zeit, allmählich aufzuwachen und sehr genau hinzuschauen. Was spielt sich da eigentlich in den Köpfen unserer Kinder ab? Vielleicht müssen wir wieder zur Besinnung kommen, um einander wieder begegnen zu können, um uns selbst und unsere verlorenen Kinder wiederzufinden.

1st Task – Aufwachen

Die Beschaffenheit der Welten, in die unsere Kinder und Jugendlichen hineinwachsen

Die Verlockungen virtueller Welten

Stellen Sie sich vor, es gäbe die Möglichkeit, sich eine virtuelle Welt zu schaffen, eine Welt, die man mit Hilfe moderner Geräte erzeugt, in die man eintauchen kann und in der man seine Vorstellungen ganz so, wie es einem gefällt, umsetzen, also in Gedanken leben kann. Geträumt haben die Menschen von solch einer Welt der unbegrenzten Möglichkeiten wohl schon immer. Aber erst jetzt zu Beginn des 3. Jahrtausends ist dieser Traum zum ersten Mal zu einer zumindest für die meisten Menschen der hochentwickelten Industriestaaten greifbaren Realität geworden.

Was für eine ungeheure Grenze damit überschritten wurde, ist aber nur den wenigsten bewusst. Warum? Weil sich bisher kaum jemand vorstellen konnte, dass die Strukturierung des menschlichen Gehirns so sehr davon abhängt und dadurch bestimmt wird, wie und wofür man sein Gehirn benutzt. Stellen Sie sich vor, was es bedeutet, wenn immer mehr Menschen ihr Gehirn nicht mehr in erster Linie dazu einsetzen, um sich in der realen Welt, in lebendigen Beziehungen mit anderen Menschen zurechtzufinden. Was geschieht im und mit dem Gehirn dieser Menschen, die in eine durch elektronische Geräte erschaffene, virtuelle Welt eintauchen und dort einen Großteil ihrer Zeit, also ihres Lebens verbringen? Es wird nichts nutzen, angesichts dieser Entwicklung den Mund zu halten und zu hoffen, dass nicht wahr wird, was längst traurige Wirklichkeit geworden ist. Wenn Sie es nicht auszusprechen wagen, dann sagen wir es Ihnen in diesem Buch: Wer in den Strudel virtueller Welten eintaucht, bekommt ein Gehirn, das zwar für ein virtuelles Leben optimal angepasst ist, mit dem man sich aber im realen Leben nicht mehr zurechtfindet.

Der Rest ist einfach: Wer dort angekommen ist, für den ist die Fiktion zur lebendigen Wirklichkeit und das reale Leben zur bloßen Fiktion geworden. Ein solcher Mensch ist dann nicht einfach nur abhängig von den Maschinen und Programmen, die seine virtuellen Welten erzeugen. Er kann in der realen Welt nicht mehr überleben. Wenn niemand da ist, der ihn mit dem Notdürftigsten versorgt, ihm Nahrung und Wasser bringt, stirbt er. Sie halten das für übertrieben? Die ersten Fälle von vor ihrem Computer vertrockneten und verhungerten Menschen sind bereits in der Rubrik »Was sonst noch passierte« durch die Presse gegangen. Sie sind wohl nur die Spitze des Zuges, der sich, wie in der Geschichte vom Rattenfänger, längst in Bewegung gesetzt hat. Wie damals sind es auch heute die Kinder und Jugendlichen, vor allem die Jungen, die sich diesem Zug angeschlossen haben. Es wird Zeit, dass wir aufwachen, sonst können nicht nur sie, sondern wir alle nicht mehr in der realen Welt leben.

Aufbruch in eine neue Welt

»Und alles, selbst die schwarze Farbe
schien blank gerieben, hell und schillernd
selbst das Feuchte glänzte in Kristall
gewordenem Strahl ... Und kein Gestirn von
Sonne keine Spur, um solche Seltsamkeiten
zu erhellen ...«

So heißt es in Baudelaires Gedicht »Pariser Traum«. Ein Text über eine Metropole, von ihren Passagen, Markthallen, ihrem Gewühl und ihrer undurchdringlichen Anonymität. Ob wir Baudelaires Gedichte, Poes Text »Gesicht in der Menge« oder die erschrockenen Betrachtungen von Friedrich Engels angesichts der Großstadt London nehmen – immer finden wir Motive, die sich auch in den Datenwelten, den Computerspielen, wieder zeigen.

Die Landschaften in einem Computerspiel haben dieselbe abweisende Härte, wie Baudelaire sie schon wahrgenommen hatte und ihm charakteristisch für eine neue Zeit zu sein schien; ihr Licht ist eines, das nicht von der Sonne herrührt, alle Dinge glänzen aus sich heraus, und noch ihrem kalten, kristallenen Glanz ist ihre Herkunft aus der Mathematik anzumerken. Sie überspringen die Realität, und eben diese Künstlichkeit und Fremdheit macht die Computerspiele und ihre Ästhetik für Kinder und Jugendliche so verführerisch.

Computerbilder sind ganz anders

Computerwelten sind auf eigentümliche Weise der Zeit enthoben und von den Bindungen und Beengungen des Raumes befreit. Sie lassen fantastische Welten auf dem Monitor entstehen, dringen in die Tiefen des Mikrokosmos, befreien sich mit einem Schlag daraus und fliegen hoch hinaus, erzeugen magische Bildbewegungen von jener Grenzenlosigkeit, die wir im Universum vermuten. *Grenzenlos, zeitlos, traumlos* – und dabei (fast) immer von ungeheurer Geschwindigkeit. Diese Geschwindigkeit wirkt wie ein Sog. Sie zieht den Spieler in die fantastischen Welten hinein. Sie formt seine Aufmerksamkeit, umhüllt seine Konzentration – die Geschwindigkeit ist eine zweite Dimension der Künstlichkeit, in die ein Spieler am Computer hinein rast und aus der er sich, einmal eingefangen, nur schwer wieder lösen kann.

Die Bilderwelten, in die der Spieler sich verfängt, sind keine Bilder im alten Sinn. Ein Bild ist in der Regel ein Gegenüber, in dem der Betrachter sich reflektiert. Die Romantiker beschrieben es so: »Ein Bild belehnt den Betrachter mit der Fähigkeit, die Augen aufzuschlagen.« Das Betrachten eines Bildes ist immer Reflexion aufs eigene Selbst und auf das in ihm enthaltene, oft ungewusste, oft entstellte Humane an sich.

Bei Computerspielen ist das nicht so. Der Zeit enthoben, vom Räumlichen befreit, in übermenschliche Geschwindigkeiten und andere Potenzialitäten eingebunden, finden sie keinen Widerhall in der Erfahrung des Zuschauers oder Spielers. In ihnen begegnet ihm nichts als Fremdheit, das rein Gerechnete, das kein natürliches und kein ethisches Modell der Wirklichkeit benötigt.

Wo der Spieler sich in diese Welt einfindet, ihre Gefahren pariert und ihrer Schnelligkeit Stand hält, da vermengt er sich eher mit ihr, als dass er sie betrachtet und sich in ihr reflektiert. In den Computerwelten und -spielen ist weniger von der Verführung durch Bilder zu reden als von der Eigenart einer Mensch-Maschine-Synergie, die es so – so total! – vorher noch nie gegeben hat.

Eine Welt ohne Gegenstände und doch real – wie denkt man über sie nach, wie kommuniziert man über sie? Wie gibt es in dieser Welt Verständigungen, Regeln, Festlegungen, Werte? Wer formuliert sie und in welcher Sprache? Wer macht sie verbindlich und wie? Davon wird im Folgenden die Rede sein.

Konzentration auf Gegensätze

Computerspiele – und noch mehr das Internet – erzwingen eine Konzentration, die aus einer Gleichzeitigkeit von Gegensätzlichem hervorgeht, die es so in der psychischen Erfahrungswelt nicht geben kann. Eben dadurch ziehen sie den Spieler in ihre besonderen Bild- und Klangpotenzen hinein, absorbieren seine Aufmerksamkeit, lösen sein Zeitgefühl auf, relativieren sein Raumgefühl, verwischen Distanzen – bis an die Grenze des Vergessens. Ein »Klick« und das »Ich« ist immer »mittendrin«, in allem. Eine Armatur von Gleichzeitigkeit und unbegrenzt erscheinenden Möglichkeiten tun sich vor mir auf. Ich bewege mich leicht, ich »fliege« von einer Kommunikation zu einer anderen, von magischen Schlachtfeldern zurück in die Heimat meines virtuellen Clans. Ich bin überall, und alles ist »ganz nah«.

Im Internet-Chat erzeuge ich Vertrautheiten mit Menschen über gewaltige Entfernungen hinweg, Vertrautheiten, die ich beim Einkauf auf dem Markt, vor der Haustür, in einer Stammkneipe so nicht zu Stande brächte – Scham, Hemmungen und die natürliche Distanz zwischen realen Menschen verhindern sie. Es ist eine seltsame Vertrautheit hier im Netz, eine paradoxe: eine Tiefe, die keine Nähe hat – und umgekehrt. Austausch intimster Fantasien, und doch bleibt alles flüchtig, ich »fliege« ja.

Der fliegende Narziss

Das Bild des Fliegers gilt in der psychoanalytischen Literatur als ein Grundbild des narzisstischen Charakters, mit seinem Traum der Vollkommenheit. Von einem »ozeanischen Gefühl« sprach Freud, der sonst zu emphatischen Benennungen nicht neigte. »Ozeanisch«, weil es in der symbiotischen Phase des Kleinkindes weder Zeit noch Raum und auch keine vom Selbst unterschiedene Welt der Objekte gibt.

Jedes kleine Kind klammert sich hartnäckig an jede noch so geringe Glückserfahrung und lässt sie nicht wieder los. Was einmal beglückend war, bleibt im Psychischen lebendig, sei es als bewusste Intention oder als unbewusstes Drängen, als Ehrgeiz, Herrschsucht oder anderweitig verkleidet und entstellt. In jedem Fall lebt es unbeirrbar weiter in uns. »Der Gott des Glückes ist unsterblich«, schrieb Brecht in seinem Kommentar zu »Baal«.

In kompliziert vertauschter und maskierter Form überlebt das ursprüngliche Vollkommenheitsverlangen, indem es sich mit dem »Realitätsprinzip« versöhnt. Das gelingt dadurch, dass die inneren Bilder der beiden übermächtigen Gestalten der frühen Kindheit – in der Regel also Mama und

Papa – »verinnerlicht« werden. Verinnerlicht heißt, dass sie einerseits als mächtig, stark und bewundernswert erscheinen – also genauso, wie das Kind sich in seiner frühkindlichen Vollkommenheit selber fühlte –, und dass zugleich an diesen Vorbildern der Umgang mit der Realität gelernt und als befriedigend erfahren wird. Es ist ja die wunderbare Mutter, der mächtige Vater, der sich in dieser Realität zurechtfindet – ihnen zu folgen heißt also in einer guten kindlichen Entwicklung, einen Teil des ursprünglichen Selbstbildes aufrechtzuerhalten und gleichzeitig mit realitätsfähigen Vorbildern zu verknüpfen.

Glücksverlangen und Spiele

Aber dieser Entwicklungsprozess der Identifikationen und der Realitätsaneignung ist immer mühsam und schmerzhaft. Das Eintauchen in die multimedialen Welten hingegen ist leicht und mühelos. Zeitlos springt das sich zerstreuende Ich durch Schocks und Trance, raumlos zerfließt es in magische Bilderwelten, die keine realitätsbezogenen Bilder und Aneignungen, sondern gleichsam seelische »Synergien« provozieren. Das Vollkommenheitsstreben infantiler Art erkennt in diesen Spielen und Kommunikationen seine innersten Strebungen wie- der, wie in einem gewaltigen, alles umschließenden real-imaginären Spiegel. Und wie Narziss versinkt der Spieler in diesem gespiegelten Selbstbild, das in Wahrheit nur ein Schein ist.

Für das Computerspiel braucht es Intelligenz, Reaktionsfähigkeit, intuitives Vermögen, aber alle Aufmerksamkeiten und sinnlichen Konzentrationen bewegen sich sprunghaft und unvorhersehbar. Der kleine und große Spieler »surft«, gleitet wie über Wellen, fliegt, jeder für sich. Sie empfangen ein Selbstgefuhl äußerster Intensität bci gleichzeitiger Selbstvergessenheit.

Ein Beispiel: »World of WarCraft«[*]

In diesem Kapitel wird eines der populärsten Online-Spiele beschrieben. Nicht ganz unkompliziert. Wer die Details dieser Spiele im Vergleich zu den seelischen und somatischen Folgen nicht so wichtig findet, kann dieses Kapitel getrost überschlagen. Es ist nicht mehr und nicht weniger als eine Illustration.

Am Anfang kommt es einem ein bisschen langweilig vor. Das Spiel beginnt mit kleinen Aufgaben, und die können sich hinziehen. Ein Spieler wählt zunächst aus einem Menü seinen »Charakter« – und dann folgt eine lange Liste von Aufgaben, für die man gut und gern 30 Stunden benötigen kann, bis endlich die wirklich aufregenden Spielzonen erreicht sind.

Aber das scheint die jugendlichen Spieler nicht abzuschrecken. Sie entwickeln hier eine Ausdauer und Zähigkeit, die man sonst in ihrem alltäglichen Leben so schmerzlich vermisst. Ihr Ziel haben sie vor Augen – dort weiter oben werde ich abenteuerliche und magische Gestalten erleben, dort sind riesige Aufgaben zu bewältigen und dort, auf diesen höheren Ebenen, werde ich viele interessante Leute treffen.

Und auf sie angewiesen sein – aber dazu kommen wir noch.

Kleine Aufgaben stehen am Beginn. Spinnen beispielsweise, deren Gift töten kann. Die müssen vernichtet werden. Aber es gibt auch »positive« Aufgaben wie zum Beispiel das Naturgebiet der Elfen gegen Verderb und Seuche zu beschützen. Woher kommen die Seuchen? Von den Untoten. Wieso Untote? Woher kommen die, welche Ursachen, welche Katastrophen haben sie auf das Spielfeld verschlagen? Das sind alles unsinnige Fragen. Es gibt sie, so wie in jedem Horror-Film auch. Mehr ist dazu nicht zu sagen. Die oft obskuren fantastischen Figuren in diesen Spielen haben selten mehr als ihre pure Erscheinung, ihre schlichte Evidenz. Zuviel Begründung würde die Spieler vermutlich eher langweilen.

---

[*] Geschrieben in Zusammenarbeit mit Dominic Bergmann (19).

Am Anfang, sagten wir, hat sich der Spieler selber entschieden, welcher Fraktion, Klasse, Rasse und sonstiger Zuordnung er angehören möchte. Ihm stehen viele Optionen von (äußerlichen) Merkmalen zur Verfügung – Haare, Gesichtsform, Hautfarbe, Geschlecht usw., alles kann er selber entscheiden. So erfindet er ein virtuelles Ich, ein fantastisches Ich. Er agiert mit ihm, kommuniziert mit ihm, stirbt mit ihm und erwacht mit ihm nach jedem Tod zu neuem Leben. Er findet Freunde in seiner virtuellen Identität und sucht trotzdem immer weiter, andere neue Freunde. Mehr Freunde.

Kurzum, er verwächst in gewisser Weise mit seinem Stellvertreter-Ich, seinem »Avatar«, seinem Nicht-Ich im Spiel. Während er die Aufgaben aus den ersten Stunden bewältigt, trifft er schon Mitspieler an. Erste Kontakte, erste Verbindungen.

Die benötigt der Anfänger – obwohl, erinnern wir uns, sich solche Spielanfänge gut und gern über 20 Stunden oder mehr hinziehen können. Er kommt nämlich aus eigener Kraft nicht in die komplexeren Gruppen, die virtuellen Gemeinschaften hinein, er muss dorthin eingeladen werden. Schließlich gelingt es auch – er wird in eine »Gilde« aufgenommen.

Nun werden die Spiele komplexer, sie nehmen einen gemeinschaftlichen Charakter an. Mit den jeweils anwesenden Mitgliedern einer Gilde besteht der Spieler seine ersten großen Aufgaben.

Stellen wir uns vor, ein Kampf gegen die »Defias« steht bevor. Defias, was soll das heißen? Nun, es macht auch diesmal wenig Sinn, nach der Bedeutung dieser Namen zu fragen. Auch sie sind ausnahmslos pure Fantasy, ohne Bindung an Sinn und Ordnung. Es handelt sich im Übrigen um NPC, das sind »Non-Player-Characters«, zu deutsch: in das Spiel einprogrammierte Figuren, die nicht von Menschen, also nicht von anderen Spielern geführt werden. Aber auf dem Monitor, im konkreten Spielgeschehen, macht das keinen Unterschied.

Die Defias waren dem Spiel nach eine ehrbare Handwerkergilde. Sie sollten die »Menschenstadt« nach einer wüsten

Zerstörung wieder herrichten – und sie taten es mit Fleiß und handwerklichem Ethos und Sorgfalt. Doch wie es im Leben eines Handwerkers oft zugeht, hatte sich in der erneuerten Stadt mittlerweile ein sattes Bürgertum etabliert, und das wollte sich – wen wundert's? – um die Bezahlung herumdrücken.

In Bitterkeit und Zorn wendet sich ihr Anführer Van Cleef – nicht zu verwechseln mit dem Schauspieler gleichen Namens – vom Menschengeschlecht ab. Die Defias vegetieren still im Elend vor sich hin, bis Van Cleef sie zu eigenen illegalen Machenschaften und sogar zum Raub ermutigt. So werden aus soliden Handwerkern nun Bösewichte, gegen die der Spieler tapfer vorgeht. Und das sieht so aus:

Eine Höhle erscheint. Jetzt wird es höchste Zeit, sich nach Mitspielern aus der eigenen Gilde umzusehen. Sie ist nämlich von den Defias eingenommen worden, diese Höhle ist ihr Unterschlupf. Hier sind sie nicht leicht zu besiegen. Allein schafft ein Spieler das schon mal gar nicht.

Damit setzt ein komplexes Zusammenspiel aller versammelten Mitspieler ein, um die verwegenen Defias zu Fall zu bringen. Ein Beispiel für diese durchaus enge Art der Kooperation: Ein Mitspieler lenkt die Angriffe auf sich. In der gesamten Spielzeit hat er zuvor mit der Erledigung einiger Aufgaben (»Quests« genannt) Punkte gesammelt, Lebenspunkte, Erfahrungspunkte, Gesundheitspunkte. Nun setzen einige ihre Punkte aufs Spiel. Sie gehören zur »Krieger-Klasse«, und wie der Name schon sagt, sind sie todesmutig und kümmern sich nicht um ihr eigenes Wohlergehen. Prompt werden sie verletzt, getötet – aber das ist auch wieder nicht so schlimm. Andere Mitspieler, die »Heiler«-Klasse, Priester oder Druiden, werden die Wunden versorgen und damit dem heroischen Krieger seine verlorenen Punkte zurückerstatten.

Dazu muss der Heiler-Spieler allerdings sehr konzentriert mitspielen, rechtzeitig helfend eingreifen, sonst verliert der tapfere Soldat Lebenspunkte und ist dementsprechend stinksauer – und zwar weniger auf die Feinde, als auf seinen nachlässigen Mitspieler.

Durch seine Opferbereitschaft wird das Kampffeld nämlich für alle Mitspieler der Gilde so vorbereitet, dass sie sich jetzt ganz auf die moralisch heruntergekommenen Defias konzentrieren können. Nun entbrennt ein fürchterliches Schlachten. Je fixer nun wiederum seine »Gilde-Mitglieder« sich in diesem Kampf anstellen, desto rascher geht der Heilungsvorgang des edlen Kriegers vonstatten, der sich – dem tapferen Roland nicht unähnlich – immer wieder selbstzerstörerisch in die massivsten Abwehrformationen der Defias hineinstürzt.

Schließlich ist der Kampf entschieden: je geringer die Verluste, je geringer die Kräfte, die für den Sieg eingesetzt wurden, desto mehr Punkte erhält die ganze Gilde. Die Punkte werden dann sorgfältig auf alle Mitspieler dieser Gilde verteilt.

Die heilenden Kräfte heißen im Übrigen ... »Mana« – das alttestamentarische jüdisch-mystische »Mana«, die heilige Energie.

Also, Punkte werden verteilt, Gesundheitspunkte, Erfahrungspunkte, Charakterpunkte. Das führt natürlich dazu, dass es immer auch »Nassauer« gibt, also solche unfairen Leute, die sich in eine Gilde einladen lassen, ein, zwei Kämpfe relativ selbstsüchtig – also nur auf ihre eigenen Lebens- und Erfahrungspunkte achtend – mitmachen und dann mit den gewonnenen Punkten wieder verschwinden. »Ninjas« nennen die Spieler solch unverlässliche Kumpane.

Sie werden aber in der Regel schnell erkannt und von der Gilde verabschiedet. Im Internet-Spiel herrschen stabile Vereinbarungen und Regeln, auch ungeschriebene, auf die sehr viel mehr geachtet und die viel schärfer kontrolliert und geahndet werden, als dies die Spieler aus ihrem sozialen Alltag kennen. Jeder Blick auf eine Fußgängerzone oder eine Verkehrskreuzung reicht ja aus, um Regelverstöße, Rücksichtslosigkeiten vor allem gegenüber Schwächeren – Alten und Kindern – zu sehen. So etwas gibt es in dieser Spielkultur nicht. Es ist fast so, als hätten die jungen Spieler sich hier eine Art geordnetes, wenn auch sehr kriegerisches Gemeinwesen geschaffen.

Eine Ordnung, die sie im realen Leben vermissen

Der Spieler stellt sich immer neuen, schwierigeren Aufgaben, neuen »Quests«. Auf diese Weise sammelt er immer mehr Punkte und schreitet von einem Spiellevel zum nächsten voran. Den Stand seiner Gesamt- und Einzelpunkte kann er jeweils unten auf dem Monitor ablesen. Dort erscheint nämlich fortlaufend sein »Charakterlevel«, an dem er überprüfen kann, über welche Kräfte er verfügt, wie »gesund« er ist, wie viel Erfahrung er gesammelt hat, usw. Auch hier wieder finden wir bei allem Fantastischen eine geradezu penible Ordnung vor. Es ist gar nicht zu übersehen, dass bei diesen Spielern angesichts einer zerrissenen, unüberschaubaren realen Wirklichkeit der Wunsch nach einer stabilen sozialen Struktur durchschimmert, in der alles – die äußeren Regeln und sozialen Hierarchien ebenso wie die inneren Fähigkeiten und Chancen – exakt angegeben, geordnet, vorgeschrieben ist.

Unser Spieler will weiterkommen! Er vereinbart mit den Leuten seiner Gilde, die nächste »Instanz« anzugreifen.

Was ist eine Instanz? Instanzen sind gleichbedeutend mit dem jeweilig nächst höheren Level, das ein Spieler anstrebt, um schließlich den 60. Level, den allerhöchsten, zu erklimmen. Aber darauf kommen wir gleich noch.

Eine »Instanz« wird beschützt von »Wächtern«, das sind wiederum NPCs (»Non-Player-Characters«), also, wie schon erwähnt, Figuren, die in das Spiel installiert sind und nicht von einem Menschen gespielt werden. Es handelt sich um teilweise obskure, teilweise skurril versponnene Gestalten –, aber gefährlich sind sie alle. Bewaffnet und heimtückisch.

Sie versperren den Weg ins Innere, wo der »große Boss« wartet, noch viel mächtiger, tückischer und gefährlicher als seine Wächter. Die sind für einen erfahrenen Spieler nicht so schwer zu bezwingen. Einer nach dem anderen fallen sie tot zur Seite, wenn ein eingespieltes Team sie angreift.

Allerdings haben sie eine ganz miese Eigenschaft: Kaum liegen sie hingestreckt vor dem Spieler, kaum ist er in den

Kampf mit weiteren Wächtern verstrickt, da erwachen sie zu neuem Leben, sind plötzlich wieder quietschfidel und können unseren Kämpfer unerwartet von hinten anfallen.

Die Aufmerksamkeit eines Spielers ist fortwährend in viele Richtungen gespannt, er muss sich am Telefon oder per »voice-mail« mit den Anderen in Verbindung setzen, gleichzeitig muss er darauf achten, dass – wenn alle Wächter endlich besiegt sind und (kurzzeitig) darniederliegen – zuletzt ja noch der »Boss«, der Mächtigste von allen, auf ihn wartet, bösartig und listig.

Stellen wir uns nun also vor, es ist der höchste Level erreicht – der 60. Bis dahin hat man schon manch eine Ebene durchlaufen, viele Spiele oft komplexer Art bestanden. Jetzt fühlt sich der Spieler als wirklich »Eingeweihter«, als Profi in einer Elite.

Dieser Elite-Charakter, diese ständige Bewertung durch Andere und durch sich selbst ist ein weiteres auffälliges Merkmal dieser Spiele. Sie haben neben dem erwähnten Ordnungs- einen ausgeprägten Leistungscharakter – der aber eben von einem fiktiven »Ich« erarbeitet und erkämpft wurde, inmitten vieler magischer Motive. Den Stolz eines Spielers, wenn er den höchsten Level erreicht, kann man sich gut vorstellen: Ich bin der absolute Könner in einer Welt von Profis, einer Elite meiner Spielwelt. Und alles ist virtuell, beweglich, frei!

Die Kommunikation untereinander wird dichter, die Aufgaben komplexer, die Szenarien werden fortwährend von den Spieleherstellern erweitert und ergänzt.

In eigens eingerichteten »Foren« werden außerdem Strategien gemeinsam ausgetüftelt, Verabredungen getroffen, Uhrzeiten vereinbart – simpel ist das alles nicht. In komplizierten Szenarien reicht auch der geschriebene Chat nicht mehr. Dazu muss man wissen, dass ein kleines Chat-Fenster ständig unten links auf dem Monitor eingerichtet ist, in dem die Spieler fortlaufend miteinander kommunizieren. Von einem bestimmten Komplexitätsgrad an reicht einfaches Chatten nicht mehr. Jetzt muss man sich gleichzeitig mit einzelnen Mitspielern absprechen, dabei immer das »Ganze« im Blick behalten – der Spieler greift zum Telefon, der Internet-Telefonie. Oft wird stundenlang telefoniert, heiß debattiert, gleichzeitig wieder gekämpft und gestorben und wieder auferstanden.

So entfalten die Gilden, je nach Interessen der Beteiligten, innerhalb von Wochen und Monaten ein komplexes soziales Leben. Eine Gilde ist eine enge Gemeinschaft, in der Konflikte geschlichtet, ausgeglichen, Kompromisse gesucht werden usw. Die ständigen Aktivitäten der Gilde – eine Instanz aufsuchen, bei der ein Spieler von vier oder fünf oder mehr Mitgliedern seiner Gilde unterstützt wird, während andere sich andere Aktionen vornehmen – führen zu einem relativ befriedigenden sozialen Miteinander in der »Community«.

Ein letztes Beispiel aus der Fülle der Szenarien, Spielorte und -möglichkeiten: die Schlachtfelder.

Man betritt sie durch ein Portal. Eine bestimmte Menge von Spielern muss sich vor den Eingängen versammelt haben – dazu muss der Spieler sich anmelden damit er in das Schlachtfeld versetzt wird, urplötzlich ist er mittendrin!

In diesen Schlachtfeldern besetzen die kämpfend vordringenden Spieler Ställe oder eine Mine usw., dafür gibt es jeweils wieder Punkte. Freilich gibt es andere Spieler, die ihr Gebiet, das sie vorher wiederum von anderen erobert hatten, tapfer verteidigen. Erneut entbrennen Kämpfe, die nun freilich viel unübersichtlicher sind als das Eindringen in eine Instanz. Man wird an die großen Kriege erinnert – nur: im realen Leben sind die Toten wirklich tot, hier im Spiel herrscht pure Unsterblichkeit.

Das Siegerteam bekommt drei Ehrenmarken, die in »Ruf«- und Ehrenpunkte eingetauscht werden. So erarbeitet sich eine Gruppe ein oft geradezu legendäres Ansehen. Wer freilich eine ganze Woche lang nicht im Spiel war, bekommt Ehrenpunkte abgezogen, sein guter Ruf schwindet.

Erwähnen wir noch die magischen Orte: zum Beispiel den »geschmolzenen Kern« – eine eigene Welt unterhalb der Erdoberfläche, Höhlen, von Lava durchflössen. Hier bietet die ansonsten nicht übermäßig beeindruckende Grafik kraftvolle Bilder und Szenarien.

Den »Pech-Schwingen-Hort« sollten wir noch nennen, über den ein wirklich beeindruckender breitflügeliger Oberdrache wacht, der seinerseits eine Fülle von »Bossen« kontrolliert – die im Vergleich zu ihm gar nicht mehr so mächtig erscheinen, auch dies ist dem realen Leben ja sehr ähnlich!

Alle Spieler lieben die heroischen Taten in engem Kontakt mit Anderen, letztlich ist es aber wohl vor allem das Agieren in mystischen Räumen, in Ur-Elementen, die jenseits der Freude am Sieg und dem Schmerz über die Niederlage die Substanz des Spieles ausmachen.

Die erste Generation

Weil sein PC am Samstagnachmittag wegen eines defekten Ventilators ausgefallen und am Wochenende kein Ersatzteil für die Reparatur zu beschaffen war, hat ein 15-jähriger Schüler unlängst in einem mehrstündigen Wutanfall die gesamte Einrichtung zunächst seines eigenen Zimmers und dann auch noch der elterlichen Wohnung zertrümmert. Erst eine von den Eltern herbeigerufene Polizeistreife konnte dem Zerstörungswerk ein Ende bereiten und den Jungen in eine psychiatrische Klinik einliefern. Bis zu diesem Zeitpunkt war er nie auffällig oder gar gewalttätig geworden. Seine schulischen Leistungen hatten sich zwar seit einiger Zeit erheblich verschlechtert – er verbrachte viel Zeit vor seinem PC aber niemand wäre auf die Idee gekommen, er sei computersüchtig.

Und genau das ist das Problem: Drogensüchtige fallen auf, entweder weil sie bekifft herumtorkeln, irgendwann asozial durchhängen oder wegen Beschaffungskriminalität geschnappt werden, so zumindest das gängige Klischee. Aber woran erkennt man einen Computersüchtigen, wenn sein Computer nicht ausgerechnet an einem Samstagnachmittag irreparabel schlapp macht?

Eben weil sie kaum auffallen, weiß auch niemand, wie viele computersüchtige Kinder und Jugendliche es gegenwärtig gibt. Die Zahl derer, die in psychiatrischen Kliniken landen, steigt zwar von Jahr zu Jahr an, aber welche Dunkelziffer sich hinter diesen Extremfällen verbirgt, lässt sich nur schwer abschätzen. Dazu bedarf es aufwändiger, repräsentativer Untersuchungen wie der KFN- und der Pinta-Studie, deren Ergebnisse im Kapitel »Kinder und Jugendliche auf der Suche nach Halt« vorgestellt werden.

Bis vor wenigen Jahren interessierten sich weder Eltern noch Pädagogen oder gar staatliche Institutionen sonderlich für Häufigkeiten und Trends der Computersucht. Auf die politische Agenda kam das Thema erst 2011, als die erste repräsentative Studie auf schätzungsweise 560.000 »Internetabhängige« in Deutschland kam. Ein Jahr nach Veröffentlichung der Zahl stellte die Drogenbeauftragte der Bundesregierung, Mechthild Dyckmans, die Jahrestagung ihrer Behörde unter das Motto »Wenn aus Spaß Ernst wird – Exzessive und pathologische Computerspiel- und Internetnutzung«.

Tauchte Computersucht früher überhaupt in Statistiken auf, dann in denen der Ärzte und Kriminologen – meist aber aus ganz anderen Gründen.

Vor allem Kinderärzte beobachten seit langem eine Zunahme der Anzahl von Kindern mit gravierenden Haltungsschäden, mit erheblichen Störungen der Grob- und Feinmotorik, mit bedenklichem Übergewicht oft gepaart mit Herz-Kreislaufinsuffizienz, arteriosklerotischen Gefäßveränderungen und Typ-II-Diabetes. Der Anteil der Kinder mit solchen, normalerweise erst bei Erwachsenen im fortgeschrittenen Lebensalter auftretenden körperlichen Gebrechen wird inzwischen auf etwa 25 % geschätzt. Das Berliner Robert-Koch-Institut geht davon aus, dass 1,9 Millionen Kinder und Jugendliche in Deutschland (15 %) übergewichtig sind, 800.000 davon (6,3 %) krankhaft. Die Ursachen sind bekannt: zu wenig Bewegung, zu viel und zu ungesundes Essen, familiäre und schulische Probleme, Erziehungs- und Bildungsdefizite (oft schon der

Eltern). Nicht wenige dieser Kinder verbringen täglich viele Stunden vor ihrem PC. Auch die Alarmrufe von Psychotherapeuten und Psychiatern werden in den letzen Jahren immer lauter. Der Anteil der Kinder und Jugendlichen mit behandlungsbedürftigen Störungen des Verhaltens, der Persönlichkeitsentwicklung und mit größeren emotionalen Problemen wird inzwischen auf etwa 10 % geschätzt, die Hälfte davon bekommt die Diagnose »Aufmerksamkeitsdefizitsyndrom (ADS)«. In Deutschland rechnet man gegenwärtig mit etwa 170.000 bis 350.000 behandlungsbedürftigen Kindern. Die Zahl der Diagnosen ist seit der Jahrtausendwende um das 200-Fache gestiegen.

Unter den in ihrer psychischen und emotionalen Entwicklung schwer gestörten Kindern und Jugendlichen finden sich auffallend viele mit einem extrem hohen Medienkonsum. Nicht viel anders verhält es sich mit all jenen Kindern und Jugendlichen, die wegen schwerer Störungen des Sozialverhaltens sogar kriminell werden und dann in den Statistiken der Kriminologen auftauchen. Auch hier: Tendenz steigend.

Es gibt wenig Anlass, an diesen alarmierenden Trendmeldungen zu zweifeln. Im Gegenteil! Der von Kinderärzten, Kinder- und Jugendpsychiatern und Kriminologen erfasste Anteil an auffällig gewordenen Kindern beschreibt wohl eher die aus dem Wasser aufragende und deshalb besonders gut sichtbare Spitze eines Eisbergs. Darunter verbirgt sich mit großer Wahrscheinlichkeit eine weitaus größere und ebenfalls seit Jahren ständig wachsende Anzahl von Kindern und Jugendlichen mit weniger auffälligen, noch nicht »behandlungsbedürftigen« körperlichen, emotionalen und psychosozialen Störungen. Dazu zählen Kinder mit unterschiedlichen Teilleistungsstörungen, mit Lern- und Motivationsstörungen, mit Schul- und Versagensängsten, aber auch mit psychosomatischen Beschwerden, mit Impulskontroll- und Zwangsstörungen, mit Störungen der Körperwahrnehmung und der Bewegungskoordination, mit Essstörungen und – nicht zuletzt – eben auch mit psychischen Abhängigkeiten wie der Computersucht.

Die Auflösung Sicherheit bietender Ordnungen

Vom Hier und Jetzt zum Überall und Jederzeit

Ob ich in den Foren meiner Internet-Community agiere oder im Computer-Spiel kämpfe, ob ich per Mail, Chat oder Skype mit meinem Gesprächspartner in Kalifornien oder mit einem Nachbarn, der gleich um die Ecke wohnt, kommuniziere – es macht keinen Unterschied. Die Entfernung bedeutet nichts, das haben wir in der Auflösung der räumlichen Ordnungen im WarCraft-Spiel schon gesehen, das gilt auch für die räumlichen Entfernungen, die real zwischen den Spielern liegen.

Das »Hier« oder »Dort« findet auf dem Monitor keine Repräsentation, im Spielgeschehen nicht und in den Kontakten im Internet, jenseits des Spiels, auch nicht.

Dieselbe »Ortlosigkeit« ist das radikal umwälzende Moment, das auch das moderne globale Wirtschaftsgeschehen bestimmt, Vernetzungen weltweit durchs Internet gespannt hat und dabei die Nationalökonomien und damit zugleich die tradierten Politikvorstellungen erschütterte.

Verlust von Regionalität oder »Ortlosigkeit« – man kann pathetisch auch von »Heimatlosigkeit« sprechen. Heimat ist im Netz nicht möglich. Heimatlosigkeit ist ein Kennzeichnen moderner Biographien, der Bewegungen des Kapitals und schlägt sich auf diese Weise – und eben nicht nur direkt durch das Spielen und Kontaktieren im Netz – in den Familien und ihren Werten und ihrer Beständigkeit nieder.

Natürlich kann ich meinem Gesprächspartner verraten, wo ich mich gerade aufhalte, ich kann meinen Geburtsort nennen und dergleichen mehr – er weiß aber nie (und hat keinerlei Möglichkeiten, zu überprüfen), ob meine Angaben zutreffen oder nicht. Mein Aufenthaltsort hat für die Innigkeit unseres Kontakts, für das gemeinsame Agieren im Netz keinerlei Bedeutung. Auch dort, wo meine Angaben zutreffen, bleiben sie zusammenhanglos zum Geschehen im Netz. Allenfalls die Muttersprache wirft bei nicht englisch sprechenden Spielern einige Unsicherheiten auf. Insgesamt geht die Entwicklung des Internet dahin, dass in den globalen Kontakten die englische Sprache alles »gleich macht«, Englisch gilt, wie die international bekannten Icons im Chat, für Japaner ebenso wie für Deutsche oder Schweden. Wer einige Monate oder Jahre im Internet chattet und spielt, entwickelt für diese reduzierte »Chat-Sprache« ein ganz eigenes Sensorium. Im Netz entfaltet sich eine zwar von englischen Vokabeln durchsetzte Kommunikation, die aber aufs Äußerste vereinfacht ist und mit zahllosen Verkürzungen und netzspezifischen Codes einhergeht. Jeder beherrscht das eine so gut wie das andere.

Nicht einmal die Sprache spiegelt regionale Bezüge. Alles, was Bindungen an die Region der eigenen Kindheit, der Jugend der Eltern, der ersten Spiele und Freundschaften usw. ausmacht, ist nichts wert. Genau in diesem Punkt bestätigen und ergänzen sich die Erfahrungen in den Online-Spielen mit dem internationalen Wirtschaftsgeschehen, insbesondere an den Börsen von Hongkong, New York und Frankfurt. Wer hier erfolgreich agieren will, der hat sich viel weitgehender, als dies für frühere Generationen – auch nach der Erfindung der großen Bewegungsmaschinen, der Bahn, der Schiffe, des Autos – möglich war, von seiner Vergangenheit räumlich und seelisch losgerissen. Die Amerikaner sprechen vom »homeless manager«.

Die jugendlichen Spieler sind einer inneren Zerreißprobe ausgesetzt: Im sozialen Alltag, in der Schule und der Familie werden Werte von Nähe, verlässlichem Miteinander und Regeln des Sozialen eingeübt und teilweise erzwungen. Das wird von den meisten Jugendlichen auch verinnerlicht. Zugleich nehmen sie alle verfügbaren Informationen auf, die vom globalen Aufbruch, vom Zerfall der nationalen Ökonomien und Nationalitäten berichten, von der Weite und Kälte der globalisierten Märkte, mit denen viel Geld zu verdienen ist, scheinbar mühelos – das alles fasziniert sie! Sie spüren den Atem dieser Kälte, er erschreckt sie und lässt sie zugleich nicht wieder los.

Disparate Eigenschaften, charakterliche Eigenarten werden hervorgerufen: diese jungen Menschen wünschen intensiv einen verlässlichen Ort, die meisten von ihnen möchten an den Bindungen an die Familie festhalten – möchten es angesichts der zerrissenen Wirklichkeiten offenbar sogar mehr als irgendeine nachwachsende Generationen zuvor! Aber gleichzeitig spüren sie die Verführung, die in der weltweiten Vernetzung – im PC-Spiel oder im Wirtschaftsgeschehen anklingt. Beides gehört irgendwie zusammen.

Ihr Blick weitet und verengt sich, über das Soziale hinaus, über alle Regeln hinaus, über alle Grenzen von Raum und Zeitordnungen werden Gefühle der Allmacht oder der Partizipation an allmächtigen Vorgängen im Spiel vertraut – und zugleich wollen sie sich die Ordnungen ihrer Kindheit, ihres gelernten Wahrnehmens, der Verlässlichkeit von Zeit und Raum erhalten. Nie gab es eine derart zerrissene Kindergeneration.

Wir sprechen und hören viel davon, dass wir in einer gesellschaftlichen Kultur leben, die die persönliche Individualität fördert und ihr Raum gibt. Das beschreibt die Realität der Jugendlichen heute nur begrenzt.

Die wirtschaftlichen Rahmenbedingungen – die bis in jede erste unbeholfene Bewerbung eines Berufsschülers hinein wirksam sind, fordern eine Flexibilität, die die Bereitschaft, das Zuhause, die Heimat ohne Bedauern zu verlassen, geradezu voraussetzt. Selbst traditionelle handwerkliche Berufe sind heute nicht mehr wesentlich vom Geschick im Umgang mit Mehl und Teig oder Feile und Holz geprägt, sondern mindestens ebenso vom Umgang mit informationellen Daten, die die Maschinen programmieren und lenken. Jeder Schritt in die reale Berufswelt nötigt – ebenso wie das Spiel – zu einer ganz neuen Ordnung von Regeln und Wahrnehmung.

Wenn wir diese Entwicklungen betrachten, dann drängt sich eine weitergehende, die Individualpsychologie des Spielers überschreitende Einsicht auf: Es sind wohl vorwiegend diejenigen Jugendlichen und jungen Männer, die mit ihrer eigenen Lebensgeschichte nicht zurechtgekommen sind, die sich im virtuellen Raum wie »zu Hause« fühlen, und den diese Kinder und Jugendlichen gar nicht wieder verlassen wollen. Natürlich sind es die mit der ungenügenden Sprache, die im virtuellen Raum mit seiner reduzierten Sprache sich endlich zu verständigen vermögen und nicht wie in der Realität permanent über ihre Defizite stolpern. Gewiss sind es die, deren Träume so früh gescheitert sind, dass sie sie gar nicht zu Ende zu träumen wagten und deshalb ihre versunkenen Tagträume im Online-Spiel zum Leben erwecken – all diese mit der zerrissenen Lebensgeschichte finden sich in den Kontakten, Schlachten und Strategien der Spiele am besten zurecht und fühlen sich endlich einmal unmittelbar als »sie selbst«. Sie hatten immer schon schwach ausgeprägte Ressourcen, oder ihre Lebensgeschichte war mit Wunden, Traumata, Ängsten und Verdrängungen durchsetzt – deshalb fällt es ihnen so leicht, sie im Spiel zu vergessen.

Ja, es sind Verletzungen lebensgeschichtlicher Art, die im Spiel auf eine faszinierende Weise in den artifiziellen Szenarien und Abläufen plötzlich eine ganz eigene Bildgestalt gewinnen, Wunden, die sich zum Ausdruck bringen – reihenweise könnte man gerade die großen Kultspiele der Gegenwart als Darstellung der lebensgeschichtlichen Kränkungen und Frustrationen einer ganzen Generation interpretieren.

Doch das ist nicht die ganze Wahrheit. Hinter diesen individuellen Vorgängen steht die Gesamtheit einer Kultur in ihren wirtschaftlichen Dominanzen, ihren kalten Vereinsamungen in den Städten, ihrer Zerrissenheit der Einzelnen, die früh in den Familien beginnt und von einer blinden Politik immer weiter getrieben wird. Nicht nur die individuellen Wunden sind im

Spiel zu besichtigen, sondern die Wunden, die der radikale Umbruch einer Kultur in den Familien, den Lebensschicksalen und im Gemeinschaftsempfinden der Menschen hinterlässt. Und dennoch ist es auch ein großer Aufbruch. Ein von allen Realbindungen sich entfernendes, großartiges, weltumspannendes Agieren und Denken und Fühlen. Diese Zukunft ist ganz anders als alles, was wir kennen – und sie hat unübersehbar ihre Opfer. Vor allem ist die Frage bisher restlos ungeklärt, wie Gefühle von Gemeinschaft und Zugehörigkeit, die auch zum Überleben notwendig sind, in Zukunft aufrechterhalten bleiben. Zugleich gibt es eine Rückbesinnung auf Nähe, Stadtteile, Nachbarschaften – sie wirkt freilich oft aufgesetzt. In den jungen Menschen sind beide Tendenzen unserer Kultur seelisch repräsentiert – aber nicht jeder übersteht eine solche Zerreißprobe. Manche scheitern daran.

Vom Besonderen zum Austauschbaren

Das Börsengeschehen erinnert tatsächlich an Computerspiele, schnell muss man sein, wendig, Bedenken sind oft hinderlich und werden dem jungen Broker zum Vorwurf gemacht. Trickreich cleveres Handeln wird gefordert, instrumentale und funktionale Fähigkeiten werden aufgerufen, während andere Eigenschaften wie Bedenken, Mitfühlen, Nachsinnen über das eigene Handeln ganz und gar zurücktreten müssen – oder man scheitert.

Auch die Finanzkrise hat wenig daran geändert, dass Wertbindungen randständig geworden sind, ja, manche wirken angesichts der globalen Wirtschaftsentwicklung geradezu spießig, lächerlich. Und was im internationalen Big Business gilt, das betrifft eben unmittelbar die Existenz des durchschnittlichen Arbeiters, Angestellten. Ein Arbeiter, der sich auf die Treue zu seinem Betrieb verlässt, wirkt wie ein alter Mann, einer aus der Vergangenheit. Da mag ein Angestellter oder Arbeiter sich in der alltäglichen Arbeit mühen so viel er will, da mag ein gut ausgebildeter Diplomingenieur sich weiterbilden und über die neusten Erkenntnisse verfügen und sie zum Nutzen des Betriebes anwenden – ganz allmählich sickert in das Bewusstsein der durchschnittlich fleißigen Menschen, dass dies alles keine Garantie für ein gesichertes, glückliches Leben ist. *Es gibt keine Verlässlichkeit.* Da mag insgesamt ein Unternehmen am Wohnort der Angestellten und Arbeiter florieren, man mag freudig positive Jahresabschlüsse zur Kenntnis nehmen – und doch kann keiner von ihnen sicher sein, dass der Arbeitsplatz nicht morgen aufgelöst wird. Es kommt nicht auf den Fleiß, die Kompetenz, die Bindung an den Betrieb an, nein, diese schönen Tugenden verblassen neben dem, was das Schicksal eines Betriebes, einer Firma und damit die Menschen letztlich bestimmt.

Für die Familien und die Bedeutung von Vater und Mutter hat dies alles weit reichende Konsequenzen – das liegt ja auf der Hand. Wie soll denn ein fleißiger Angestellter und ein Diplomingenieur davon überzeugt sein, dass Mühen sich lohnen, dass sein Einsatz eine Bedeutung hat – nicht nur für ihn selber, sondern für die »Gemeinschaft« des Betriebes? Und wie soll er seinem Sohn oder seiner Tochter nahe bringen, dass Wertbindungen bedeutsam sind, Anstrengungen sich lohnen? Er hat doch am eigenen Leib erfahren – oder kennt jedenfalls Zahllose aus der gleichen Branche, die es erfahren haben –, dass Bestimmung des Wertes einer Arbeit völlig unabhängig von einer Person, ihrem Fleiß und ihren Tugenden erfolgt, völlig unabhängig von »Individualität und Kompetenz«, die zugleich in unserer Kultur so hoch gehandelt werden, völlig unabhängig von dem, was sie sind und können – dies ist die prägnante Variante der neuen Heimatlosigkeit, die die moderne Kultur durchdringt.

Die Kinder atmen den Bedeutungsverlust von Bindungen und der alten Tugenden ein – und richten sich danach. Bei ihren Spielen im Internet finden sie all dies wieder bestätigt: Ja, es stimmt, der Ort, an dem ich wohne, an dem ich meine Kindheit zugebracht, meine Sprache erworben habe, spielt keine Rolle, nicht für Papas Sorgen, nicht für die Sicherung der Familie, erst recht nicht – sobald sie ihn verstehen lernen – für den globalisierten Kontext.

Die anonymen Daten bestimmen, nicht die einzelnen Menschen; im Wirtschaftsgeschehen wie in den Spielen. Das macht einen wesentlichen Teil der intuitiven Bindung und Faszination der Jugendlichen für die Computer-Online-Spiele aus. Sie atmen eine gesellschaftlich-kulturelle Zukunft ein, von der sie in Schule und Elternhaus sonst wenig oder gar nichts in Erfahrung bringen.

So verschwimmen gelernte Wahrnehmungen, auch die Werte und Beständigkeiten, ohne die keine Familie und keine Kindererziehung auskommt, werden unsicher und schwinden allmählich. Sie sind gesellschaftlich randständig geworden, und dies macht wohl insgeheim zu Teilen auch die Unsicherheit in der Erziehung so vieler junger Familien aus. Die Eltern wissen von der Zukunft ihrer Kinder zu wenig, und sie fühlen sich selber anonymen Gesellschafts- und Wirtschaftsentwicklungen ausgesetzt, die sie selber nicht überschauen.

Von der Gemeinsamkeit zur Einsamkeit

Das Phänomen der Individualisierung hat sich in den letzten ca. 40 Jahren – also seit etwa Anfang der 80er Jahre – deutlich ausgeprägt. In einer sehr viel ausschließlicheren Weise als je zuvor im gemeinschaftlichen Leben des aufgeklärten Abendlandes muss jeder für sich selber einstehen – für nichts sonst. Die Bindungen an Kirchen und andere, religiöse oder weltanschauliche Wertegemeinschaften und sozial motivierte Gruppierungen wie z. B. die Freiwillige Feuerwehr (die massive Nachwuchsprobleme hat) schwinden. Menschen sind aber soziale Wesen; ganz auf sich gestellt sind sie schutzlos. Gerade diese Schutzlosigkeit führt zu einer hektischen Betriebsamkeit. Die aus vielen Faktoren bestehende Individualisierungstendenz gewinnt den Charakter einer egozentrischen Antisozialität. Die Kompetenz zum selbstreflexiven, planungsvollen und verantwortlichen Umgang mit sich selber und mit anderen wird immer unsicherer. Ein Teufelskreis.

Die Politik fördert das Gefühl von Schutzlosigkeit und Unsicherheit in der Planung der persönlichen Zukunft. Heute steht alles zur Disposition. Nach Eintritt der Arbeitslosigkeit kann alles, was ein Leben lang als Sicherung und Bestand angesammelt worden ist, zur Disposition gestellt werden: das eigene Häuschen, die liebevoll eingerichtete Wohnung, das für das Alter Angesparte – all das waren Verantwortungsgüter, angesammelt, um die Bindungsgemeinschaft Familie zu sichern. Nun ist diesem Denken und Fühlen eine wesentliche Grundlage entzogen. Belohnt wird in jedem Fall der Single, der sich nur um sich selber und um sonst nichts auf der Welt Sorgen macht.

In dem Sozialsystem, im Gesundheitswesen, im Bildungswesen, überall folgt die Politik einer allgemein-gesellschaftlichen Entwicklung zum radikal isolierten Individuum. Aber diese Entwicklung ist offensichtlich an eine Belastungsgrenze gestoßen. Sie überfordert die Menschen. Paradoxerweise ist es vermutlich gerade dieses (undeutliche, uneingestandene) Gefühl einer permanenten Überforderung, was so viele in ihrer Egozentrik verharren lässt, passiv und ohnmächtig auf das ganz persönliche, ich-bezügliche Glück wartend, während man zugleich den Blick für das Gemeinschaftliche einbüßt.

Dazu noch ein Beispiel: Eine Zeitlang geisterte durch die Frauenzeitschriften das Trend-Wort vom »Quarter-Syndrom« – jede junge Frau zwischen 20 und 40 kennt es! Dieses »Syndrom« meint die Lebenssituation vieler junger Frauen, die gut ausgebildet sind, vielfältige Möglichkeiten ihres beruflichen und familiären Lebensweges vor sich haben, nun aber hilflos vor der Notwendigkeit einer Entscheidung stehen, was sie konkret mit ihrem Leben beruflich und familiär anfangen sollen und sich weder zu dem einen noch dem anderen durchringen können – und schließlich in eine milde (und oft gar nicht nur milde, sondern ernsthaft gefährdende) Depressivität verfallen. Angesichts einer Überfülle bedeutet jede Entscheidung eben auch, dass alle anderen Möglichkeiten nunmehr ausgeschlossen sind. Jede Entscheidung ist eine Begrenzung. Der radikale ego-zentrierte Mensch erträgt eine Begrenzung seines Befriedigungsverlangens aber nicht. So springt er, immer unruhig und immer unbefriedigt, von einem Moment zum anderen – und erlebt keinen dieser Momente intensiv und erfüllend. Er fühlt sich niemals ganz vollständig.

In solcher Desorientierung und Unfähigkeit zur befriedigenden Planung des eigenen Lebens ist es gerade der scheinbar so individualisierte Charakter, der sich bereitwillig an gesellschaftliche Autoritäten bindet. Autoritäten – das können internationale Stars sein, die den tagträumerischen Ich-Idealen nahe kommen, ebenso wie jene seltsamen Erscheinungen, die die Fernsehprogramme lautstark dominieren und nicht die geringste Spur irgendeines Talentes aufweisen, außer ihrer rücksichtslosen Kaltschnäuzigkeit. Es können in gleicher Weise machtvolle Organisationen (Banken, globale Wirtschaftsunternehmungen) sein, die beeindrucken und Sinn und Zugehörigkeit versprechen –, es können auch diffuse gesellschaftliche Trends sein, denen man sich widerspruchslos anschließt, weil man ihnen nichts an eigener Lebenserfahrung und Zielen entgegenzusetzen weiß.

All diese Autoritäten im weiten Sinn werden über Medien und das globale Netz elektronisch-digitaler Informationen auf eine Weise in den beruflichen und familiären Alltag gerückt, wie dies nie zuvor in der Menschheitsgeschichte der Fall war. Medien haben die Deutungsmacht, wie sie in früheren Gemeinschaften Priestern und später den Wissenschaften zufiel.

Was die beruflichen Zukunftsvorstellungen junger Menschen angeht, so sind es vor allem Attraktivitätsbilder einer globalen Wirtschaftsordnung, die mit hoher bildkräftiger Präsenz das berufliche Selbstverständnis und die Selbsterwartungen junger Erwachsener tief verändert haben. Mag der junge Bankbeamte auch realistisch eine Karriere als stellvertretender Filialleiter der örtlichen Sparkasse anstreben, insgeheim hat er doch das Geschehen auf den internationalen Finanzmärkten – wie es sich ihm über die Medien zeigt –, die Börsenkurse und erfolgreichen Brokerkarrieren in New York oder Hongkong oder (wenigstens) in Frankfurt vor Augen. Diese medial stimulierte, den globalisierten Idealbildern verhaftete Suche nach Erfolg kommt nie zur Ruhe. Der real zu erreichende Erfolg, der noch für die Väter ein Glücksversprechen barg, ist entwertet.

Aber auch diejenigen, denen der Sprung in eine internationale Karriere gelingt, zahlen einen hohen Preis. Sie müssen sich von beständigen Beziehungen, zumal von Familie und Kind verabschieden (oder sie zumindest kräftig vernachlässigen). Der globale Managertypus ist ein Nomade.

Es zählt zu den großen Tabus unserer Kultur, dass die Familie mit ihrer verantwortungsgebundenen Beständigkeit nicht mit den Leitbildern einer globalisierten Wirtschaftsordnung zu vereinbaren ist, weder in der Realität noch in den ehrgeizigen Sehnsuchtsbildern derjenigen, die hinter solchen Erwartungen zurückbleiben.

Wenn die attraktivsten Berufsbilder und damit die Zukunft einerseits wie nie zuvor über alle Medien präsent sind, sie andererseits jedoch für viel zu viele junge Erwachsene weitgehend oder gänzlich unerreichbar erscheinen, dann entfaltet sich ein seelisches Dilemma, das man psychologisch als narzisstisch-depressiv umschreiben könnte. Ein Mensch, der seine Wünsche nicht entlang seinen Erfolgen und Misserfolgen konkretisieren kann, verliert sich in unproduktiver Tagträumerei. Wer angesichts überwältigender Bilder, medialer überlebensgroßer Versprechungen, das reale Glück in seinem unmittelbaren Leben nicht zu erkennen vermag, wird maßlos in seinen Wünschen und frustriert in seinem Selbstbild (»was ich alles hätte werden und sein können«). Er wird unverlässlich in seinen Beziehungen und unsicher in sich selber.

Dies ist die dunkle Seite des »anything goes«-Lebensgefühls, das sich mit dem Aufkommen digitaler Medien rund um den Erdkreis ausbreitet.

Dabei tragen wir alle – und junge Menschen in besonderer Weise – zugleich die Sehnsucht nach Heimat, Zugehörigkeit, Verlässlichkeit in uns. Treue rangiert in allen Umfragen gerade unter diesen jungen Erwachsenen und sogar unter den Jugendlichen – anders als in den Generationen vor ihnen – ganz weit oben. Freunde und Familie gelten viel. Sie wollen das weltumgreifende mediale Glücksversprechen erleben, und zugleich Kinder und Familie, Harmonie und Geborgenheit, Treue bis ans Lebensende. Aber beides zusammen geht nicht. Dies macht das Drama der modernen Familie aus. Immer häufiger endet es traurig, verbissen und verbittert, in wechselseitiger Verhärtung und nicht selten mit beidseitiger Rachsucht.

Damit haben wir die wesentlichen Bedingungsfaktoren zusammengetragen, die die moderne Familie so anfällig und störbar erscheinen lassen. Es sind zwei hoch individualisierte – jedoch in ihrer Individualisierung instabile, anfällige – Ichs, die da als Partner zusammenfinden. Mann und Frau haben, wenn sie zusammenkommen, nur sich selber und ihre Bedürftigkeiten. Kein übergeordneter Rahmen der Tradition, kein verinnerlichtes Familienethos und kaum eine soziale Kontrolle stabilisiert ihre Beziehung. Wenig oder nichts ist von dem geblieben, was für frühere Generationen zwar enge normative, aber in Konflikten eben auch stabilisierende Bezüge einbrachte.

Die moderne Familie ist ein Arrangement zur wechselseitigen Befriedigung von Bedürfnissen, die einen prinzipiell egozentrierten Charakter haben. Wird mein Partner meiner Ich-Bedürftigkeit nicht gerecht, dann gibt es eigentlich gar keinen Grund, mit ihm zusammen zu bleiben. Frauen beschwören gern ihr »Bauch-Gefühl« und betreiben eine Trennung aktiver, Männer verharren eher in einer mürrischen Trägheit oder entfernen sich innerlich aus der Familie, ohne sie formal ganz zu verlassen. Freiheit, Weite und unaufhörliche Intensität fordert der ich-bezogene Anteil des modernen Charakters. Zugleich verlangt es ihn nach Heimat und Treue, einen verlässlichen Ort, in dem man auch Schwäche zeigen darf. Beides sucht er in seiner Familie – eine extrem zugespitzte, emotional dichte und fragile Konstruktion.

Diese Anfälligkeit ist modernen jungen Ehepartnern auch gegenwärtig, bewusst oder beinahe bewusst. Die Folge: Familie darf keine Sekunde in Frage gestellt werden, bei jedem Konflikt steht ja der Bestand von Ehe und Familie insgesamt auf dem Spiel. Also wird, wie ein Schutzwall, aus der Bedürfnisgemeinschaft zugleich eine Harmoniegemeinschaft. Das auf seine jeweiligen Gefühlzustände ungehemmt und zugleich hochempfindsam reagierende Ich erträgt Konflikte schlecht. Harmonie um fast jeden Preis – so lautet die Bewältigungsformel, auf die sich viele Familien insgeheim verständigen. Aber fortwährende Harmonie gibt es nicht. Die moderne Kleinfamilie ist ein seelisch explosiver Ort.

Die Kinder tragen die Last. Wir sprachen davon, dass die moderne Individualität junger Erwachsener eine bedürfnisgesteuerte und zugleich auf Anpassung trainierte ist. Für ein Kind bedeutet dies zweierlei: Zum einen ist es der einzige Faktor der Familie, der mehr ist als Mama-Ego und Papa-Ego, ein Drittes, ein das Ich beider übersteigendes, eine Gewissheit jenseits der unbeständigen Gefühle. Deshalb muss dieses Kind die familiäre Harmonie bestätigen. Es darf, mit anderen Worten, niemals unglücklich sein. Es ist ja der Garant der konfliktfreien, mindestens konfliktreduzierenden Harmoniebindung.

Folge: die Kinder werden verwöhnt. Sie werden buchstäblich von einem Glücksmoment zum nächsten geschleppt. Sonntagnachmittage ähneln einer Art Event-Management, »alles für das Kind«. Vom Besuch im Zoo oder im Vergnügungspark hin zu McDonald's, zum Abend wird das von Eindrücken und Verwöhnung übersättigte und schon deshalb leicht mürrische Kind vor den Fernseher gepackt – Mama und Papa schauen auch gern die infantilsten Filmchen an –, bis es endlich einschläft, im Bett oder vor dem Fernsehapparat.

Niederlagen und die kleinen Tragödien, die auch zum Kinderleben gehören, dürfen gar nicht eintreten. Mama und Papa würden sie nicht ertragen und jeden kindlichen Misserfolg sich selber oder einander wechselseitig als Schuld vorrechnen. In der Folge erträgt auch ihr Kind nicht die geringste Frustration. Mama- und Papa-Ego ziehen Egozentriker auf, die kein Maß kennen, weder in ihren Wünschen und Ansprüchen noch in ihren Forderungen, dass die Welt ihnen gleichsam ständig zur Verfügung steht. Zugleich soll dieses Kind aber auch – den hohen Anpassungs- und Selbstdarstellungsbedürfnissen seiner Eltern entsprechend – zur Außenwelt hin, den Verwandten, Freunden und Chefs gegenüber, demonstrieren, dass diese Familie eine heile Familie ist.

Auf das übermäßig verwöhnte Kind kommt nun, spätestens ab dem dritten Lebensjahr, ein ebenso ungehemmter Leistungsanspruch zu. »Mein Kind kann schon malen«, »meines schon Buchstaben erkennen«, »meines zählt aber besser« – viele moderne Eltern bewerten das Verhalten ihrer Kinder und drängen diese in Ängste. Gerade die durch Verwöhnung so kränkbare kindliche Psyche entwickelt daraufhin oft eine Perfektionssucht, die das schöne kindliche Selbstbewusstsein überlagert und schließlich erdrückt.

Schon die sechsjährigen Mädchen vergleichen ihren Körperbau beim Ballett, ihre Attraktivität auf der Bühne im Singkreis, die Jungen überbieten sich an Cleverness im Umgang mit digitaler Technik und, wenn die nicht zur Verfügung steht, an Aggressivität. Das Wort von der »histrionischen Persönlichkeit« macht in der psychologischen und psychiatrischen Debatte die Runde. Es beschreibt einen sich ständig in den Vordergrund drängenden, unaufhörlich um ein bindungsleeres Selbst kreisenden, liebeshungrigen und emotional verarmten Charakter, der sich zu dem anderen bekannten Problembild, der Hyperaktivität von Kindern und jungen Erwachsenen, gesellt.

Der Ego-Kreis hat sich geschlossen. Eigentlich ist es gar kein Kreis, es ist eine Spirale, in der sich die vielen verwöhnten, überforderten und überangepassten erwachsenen und kindlichen Egozentriker bewegen. Von einer Generation zur nächsten treibt die Spirale ihre Dynamik voran. Sie endet nicht selten in äußerster Dissozialität. Und wo bleibt nun das Positive? »Ja«, erwiderte der Moralist Erich Kästner, als ihm just diese Frage gestellt wurde, »wo bleibt es denn?« Das möchten wir auch gern wissen!

Die Unbeständigkeit der Dateninhalte

Diese Überlegungen wollen wir nun – und sei es auch nur, um ein wenig Atem zu schöpfen – auf eine ganz andere Grundlage stellen, eine technische. Denn die Voraussetzung für all diese verwirrenden Aufhebungen der individuellen und allgemeinkulturellen Wahrnehmungsordnung liegt natürlich in der digitalen Technologie begründet.

Die Bilder, Szenarien, Töne usw. im Internet sind nichts anders als errechnete Lichtpunkte. Wir befinden uns also, wenn wir uns im Internet bewegen, in einem absolut abstrakten symbolischen Raum. Kein Gran materieller Gegenständlichkeit ist hier mehr vorzufinden.

Aber das ist noch nicht genug. Man könnte sich ja vorstellen, dass beispielsweise die Schrift im Internet aus der schriftsymbolischen in eine algebraische Ordnung übertragen worden ist. Dies wäre zwar eine hochabstrakte, aber letztlich nachvollziehbare Operation, die den Charakter der allgemeinen symbolischen Ordnungen von Schrift und Zahl immer noch aufrechterhält. Dies ist hier aber nicht der Fall.

Ob Sprache oder Bild, Schrift oder grafisches Zeichen – all dies ist reduziert auf die binäre Reihe, also auf die beiden elementaren Zeichen Null und Eins, oder »ja« und »nein«, oder »fort« und »da«. Rein technisch gesehen bleibt nichts von der syntaktischen Ordnung der Schrift, nichts von der lautlichen oder semantischen Bedeutungsgestalt der Sprache, nichts von der Konstruktion der Bilder, sogar die alphanumerische Reihe, Basis aller algebraischen Operationen, ist äußerst reduziert.

Nur null und eins, nur ja und nein. Es ist allein die unvorstellbare Menge der Rechenvorgänge, die aus jedem »Eins« einen Lichtpunkt entstehen und ein Bild aufbauen lässt.

Auch die Schrift im virtuellen Raum ist unendlich fungibel, unendlich plastisch, unendlich veränderbar – Schriftzeichen lassen sich in Töne, Töne in Bilder verändern. Diese Zeichen sind immer nur »jetzt«. Was wir in der Beschreibung von Raum und Zeit und deren Relativierung schon festgestellt haben, treffen wir nun immer wieder an, unter welchen Aspekten wir das auch beobachten – es hat eine jeweils auf die Jetzt-Zeit fixierte, ins Aktuelle sich auflösende Bedeutung und Gestalt. Eine andere gibt es nicht.

Dies ist der Grund, weshalb wir immer dieses Empfinden von Hektik, von Eile, von »jetzt oder nie« haben, wenn wir uns im virtuellen Raum aufhalten – und nie eine Verlässlichkeit, eine Dauer, eine Gewissheit spüren. Wenn wir entlang den Schriftzeichen mit einem spannenden Buch ein Abenteuer durchlebt haben und schließlich das Buch zuschlagen, so ist doch das Buch in uns, und unsere Erinnerungen an das ganze Leseabenteuer, an die Spannung und Fantasie oder den Gedankenfluss, der uns beim Lesen durchfloss, bleibt mit diesem Objekt verbunden. Wir sammeln Bücher aus diesem Grund. Sie sind, nachdem wir sie gelesen haben, ein Stück Erinnerung.

Nirgends Beständigkeit

Ein solches Buch, mit seinen besonderen Illustrationen, seinem Titel, dieser seiner Eigenart, verbindet sich mit unserem Selbstgefühl und wird ein kleiner Teil unserer Lebensgeschichte. Von den Abenteuern aber, die ein junger Spieler als »WarCraft-Hero« überstanden hat, bleibt allenfalls die glatte Fläche einer CD. In den Online-Spielen wird sogar weitergespielt mit eben diesen »eigenen« Daten. Wo ein Buch mein symbolisches Erleben aufbewahrt und »festgeschrieben« hat, verlässlich verankert in der stabilen Materie Papier und

Druck, da ist die gespeicherte Datenmenge ein höchst unzuverlässiger Garant meiner Abenteuer und der damit verknüpften Emotionen. Inhaltlich und technisch: Alles könnte auch ganz anders sein!

Ein Merkmal der digitalen Welt ist, dass sie dem Ich, das immer auf Stabilität drängt, permanent zuwiderhandelt. Das müssen wir erst einmal verstanden haben, um uns dann dem zweiten Gedanken zuzuwenden: dass dies keineswegs nur ein Verlust ist. Die Symbolwelt im Netz eröffnet unendliche Potenzialitäten. Meine Erfahrungswelt ist nicht festgeschrieben, ich habe also immer wieder eine neue Chance. Immer beginnt alles von vorn. Jedes Versagen ist widerrufbar – so wie der Erfolg. Jede Kränkung, die ich mit einer Niederlage verbinde, muss nicht von Dauer sein. Die Schlacht, die ich mit meiner Gemeinschaft verlor, mag sich in einer nächsten Runde des Spieles zu einem strategisch raffinierten Sieg umkehren.

Überall ist Aufbruch. Permanent. Der menschliche Geist reißt sich los von allen Bindungen, von den Bindungen an das Reale ebenso wie von den Fesseln der eigenen Lebensgeschichte. Der Geist selber will ins Abstrakte, in die reine Freiheit und treibt diesen Prozess in magischer Weise voran. Dies ist das enorme Abenteuer, die verwegene Reise, auf die sich die Menschheit begeben hat, in ihrer wirtschaftlichen Ordnung ebenso wie in ihren kulturellen Zeugnissen und ebenso in unserer Individualität, in unseren Kommunikationsformen, unserem Verstehen und Handeln mit Symbolen, unseren Gefühlen. Was für die Erwachsenen bereits gilt – oft ohne dass es ihnen ganz bewusst wird , gilt für die Jugendlichen und Kinder in besonderem Maße. Sie lernen den Umgang mit Suggestionen, die sich mit ihren Fantasien vermählen, sie lernen: Überall ist Aufbruch und nirgends ein Bleiben. Sie lernen eine merkwürdig neue und befremdliche Gestalt der Individualität, stets auf der Suche nach etwas Anderem, oft ohne es benennen zu können, immer unruhig im Streben hin zu einem Ziel, das sie gar nicht kennen: voller Wünsche und Ideen, aber weitgehend ohne stabilen Willen.

Kinder und Jugendliche auf der Suche nach Halt

Der Zerfall haltbietender Strukturen und sicherer Bindungen ist ein ebenso neuartiges Phänomen wie die daraus entstehenden Probleme der in unsere gegenwärtigen Welt hineinwachsenden Kinder und Jugendlichen. Und dies ist der Grund, weshalb Pädagogik, Kinderpsychologen und die Mitarbeiter in den zahlreichen Beratungsstellen bis hin zu Experten in populären Zeitschriften und Magazinen vor diesem Phänomen einer technologisch-medial geprägten Kindheit hilflos verharren – ohne plausible Erklärung für die Faszination der Datenwelten. Wir haben – beginnend im asiatischen Raum – nun auch in Deutschland eine rasch wachsende Zahl von Online-Spielern, und eine jetzt schon in die Hunderttausend gehende Anzahl von ihnen ist »süchtig«.

Bei einer Studie des Kriminologischen Forschungsinstitus Niedersachsen (KFN) wiesen 4,3 % der Mädchen und 15,8 % der Jungen ein exzessives Spielverhalten von täglich mehr als 4,5 Stunden auf. Befragt wurden 15.168 Schülerinnen neunter Klassen in den Jahren 2007 und 2008. Von den Jungen galten 3 % als computerspielabhängig, weitere 4,7 % als gefährdet, wobei *World of WarCraft* das größte Suchtpotenzial entfaltete. Im Schnitt betrug die tägliche Spieldauer bei 15-jährigen männlichen Nutzern dieses Spiels fast vier Stunden, 36 % verbrachten mehr als 4,5 Stunden am Tag damit.

Von den weiblichen Befragten stufte die KFN-Studie nur 0,3 % als abhängig von Computerspielen und 0,5 % als gefährdet ein. Mädchen spielen im Allgemeinen seltener Computerspiele, verbringen aber umso mehr Zeit mit Facebook. Daher überrascht es auch nicht, dass entsprechend der Pinta-Studie (»Prävalenz der Internetabhängigkeit«) von 2011 in der Altersgruppe der 14- bis 16-Jährigen mehr Mädchen

(4,9 %) als Jungen (3,1 %)»internetabhängig« waren. Von Computerspielen wurden 33,6 % des männlichen Suchtverhaltens dominiert und 7,2 % des weiblichen. Insgesamt stellte die von der Drogenbeauftragten der Bundesregierung initiierte Studie bei knapp einem Fünftel der 14- bis 16-Jährigen »Internetabhängigkeit« (4,0 %) bzw. eine »problematische Internetnutzung« (15,4 %) fest.

»Internetabhängig«, das heißt: die Jugendlichen verlassen selbst bei schönstem Sonnenschein ihr Zimmer nicht mehr, hocken wie gebannt vor dem Computer, sie vernachlässigen ihren Körper – im Spiel gibt es keine Körpererfahrung, nur der Gesichtssinn leitet alle Handlungen –, sie essen wenig und widerwillig, sie schlafen kaum. Denn ihr Spiel kennt keine Unterbrechung, 24 Stunden am Tag rund um den Globus. Wer schläft, versäumt vielleicht wesentliche Elemente, zumindest vermisst er die besondere Intimität mit seiner Spielgemeinde oder die Kraft und Abenteuerlichkeit des Aufeinanderschlagens feindlicher Heere, der Erkundung des magischen Kerns und anderer heiliger Stätten. Und so spielen sie bis tief in die Nächte hinein und finden kein Ende. Übermüdet und desinteressiert sitzen sie in der Schule; angesichts der Intensität der Bilder und der magischen und kommunikativen Motive wirkt dort alles staubig und fremd. Letztlich empfinden sie ihre soziale Umwelt als Last, jede Aufgabe, sei es für die Schule, die Ausbildung oder für die Familie, als Zumutung. Selbst die Bedürfnisse des Körpers erscheinen ihnen zunehmend ärgerlich und überflüssig.

Viele werden krank dabei, viele versäumen ihre Lebenschancen, und es ist zu befürchten, dass manche an den Folgen dieser Sucht sterben.

Wie sollen Lehrer oder Vater, wie sollen Vertreter einer Vernunftkultur mit diesen Bildwelten, ihrer Magie und ihrem verborgenen kleinkindlichen Narzissmus konkurrieren? Wie sollen sich soziales Mitgefühl, moralische Hemmungen, innere Beständigkeiten entwickeln, wenn sie diesem virtuellen Taumel der Vollkommenheit gegenüber einfach blass sind? Natürlich verfallen nicht alle der Sucht, viele Kinder des technologischen Zeitalters finden sich weiterhin in ihrer sozialen Realität zurecht.

Jugendliche suchen gerade angesichts der rasanten technischen Entwicklung Bindungen, sie haben ein Verlangen nach Beständigkeit, nach »Heimat« und sogar nach erwachsener Autorität. Aber gleichzeitig – und das ist offenbar für Pädagogen und Psychologen, Lehrer und Eltern so schwer zu verstehen und schon gar nicht zu akzeptieren – bewegen sie sich mit einem Teil ihrer psychischen Entwicklung in imaginären Räumen, entfalten dort ihre Vollkommenheitsträume. Die Fungibilität der Datenkommunikation benutzen sie für ihre Spiele, für eine eigenwillige virtuelle Realität ihrer Tagträume, in der das infantil-grandiose Ich ohne Bezug zum Wirklichen agiert und sich selber anschaut, ohne Einspruch einer inneren oder äußeren Autorität.

Unsere Kinder wissen, dass die Gesellschaft der Zukunft von Zeit und Raum überspringenden Informationen, Bildern, Kontakten geprägt sein wird. Sie entfalten ein Sensorium für eine Welt, die – in der Freizeit, im Büro, in der Produktion – von einem unermüdlichen Strom medialer Kommunikationen durchdrungen ist, wo das autonome Ich sich einmal anschließt und dann wieder ausklinkt, in die es eintaucht und die es wieder verlässt. Ein autonomes Selbst in unserem erwachsenen Verständnis versteht in diesem Strom von dichten, verengten, alle Sinne umfassenden Kontakten nur noch begrenzt zu agieren. Und es kann dieses Neue weder beeinflussen noch gar verhindern. Wir stehen am Ende eines Zeitalters und haben – berechtigte – Angst vor dem kommenden: In den Präferenzen unserer Kinder und Jugendlichen zeigen sich die ersten Konturen dieser neuen technologisch geprägten Medien-Zeit.

2nd Task – Hinschauen

Die Auswirkungen von Computerspielen auf die Seele und das Gehirn

Was den Sinnen und dem Verstand im Internet zustößt

Im Internet ist alles anders. Es ist ein symbolischer Raum, ein virtueller Raum, aber das sagt sich so leicht dahin. Virtuell bedeutet eine Instabilität von Zeit und Raum, die die Alltagserfahrung nicht kennt. Ein Raum, der eine um die Welt rasende Datenmenge umfasst. Mit jedem User, der sich in das Internet einklinkt, wächst dieser sich permanent ausdehnende Speicher- und Übertragungsraum. Er verbraucht sich nicht durch die Benutzung, im Gegenteil, er vermehrt sich dadurch.

Symbole, Zeichen, Bilder und Klänge sind aus Lichtpunkten zusammengefügt, die wiederum datengesteuerten Rechenprozessen folgen. Sie sind, anders als die Schrift im Buch, beliebig veränderbar, jederzeit.

Jedes Bild kann im Netz bearbeitet und verändert werden, bis es das Gegenteil von dem ausdrückt, was ein Fotograf möglicherweise einmal beabsichtigt hatte. Jeder Ton, der heruntergeladen wird, lässt sich auf andere Kommunikationsformen übertragen, wird vielleicht auf ein Handy transferiert und läutet jetzt eine Liebeserklärung per SMS ein – oder die Beendigung einer Liebesbeziehung. Kurzum, die Daten sind unendlich konvertibel, sie können potenziell in immer neuen Zusammenhängen verwendet werden.

Symbole im virtuellen Raum sind mittels der Technologie, die sie in Umlauf bringt, in eine andere Ordnung eingebunden als alle Ordnungen, die es in der bisherigen Menschheitsgeschichte je gab. Wie das Internet als solches, haben sie keine signifikante, also erkennbare oder erlernbare' stabile Struktur. Sie fließen, gleiten, variieren in einer Weise, die es einem vernunftgeordneten Denken unmöglich macht, zu verstehen, was hier eigentlich passiert.

Auch die Technik als solche ist hochgradig abstrakt. Hochkomplexe mechanische Maschinen können wir uns – mit ein bisschen Mühe – vorstellen. Sie sind ja den Gesetzen der Mechanik, denselben physikalischen Regeln wie die Körperkräfte unterworfen. Das heißt: man kann das Bauprinzip dieser Maschinen entlang den eigenen Körpergefühlen und den physischen Erfahrungen im Alltag nachvollziehen. Die gewaltigen Kräne und Bagger beispielsweise, die mehr als zehn Jahre lang in Berlin den Gendarmenmarkt, später den Potsdamer Platz, dann den Hauptbahnhof aus Beton und Glas imponierend aufrichteten, wurden von zahllosen Menschen hingebungsvoll bestaunt, verglichen vielleicht mit den eigenen so sehr begrenzten Körperpotenzen. Diese Maschinen werden aber alt, wie die Menschen. Sie verbrauchen ihre Kraft, wie wir unsere Körperkräfte verbrauchen. Kurzum, sie waren und sind eine Ausdehnung, eine Potenzierung des körperlichen Vermögens in Zeit und Raum.

Das ist bei dem Datenumlauf per Internet nicht der Fall. Hier verbraucht sich nichts, im Gegenteil, durch den Gebrauch erweitert sich die Fülle der Informationen im Datennetz ständig. Das Netz ist in einer unaufhörlichen Ausdehnung begriffen. Das Internet ist ein extrem dynamisches System, und es wächst tagtäglich ins Unvorstellbare.

Dies macht seine Faszination aus – und ängstigt zugleich. Man muss sich nur erinnern, wie unendlich lange die akademischen Wissenschaften benötigten, um die entgrenzten Gefühle, das »Fantasma« des virtuellen Raums, das vor allem Kinder und Jugendliche anzieht, auch nur ahnungsweise zu verstehen. In früheren Debatten rund um den Computer wurde über die digitale Technologie gesprochen, als handle es sich schlicht um etwas perfektere Lern- und Schreibmaschinen. Lange drückte man sich beharrlich um die Einsicht in den – die individuelle Vorstellungskraft übersteigenden – Charakter der digitalen Technik und ihrer ästhetischen Wirkungen. Teils aus purem Nicht-Verstehen, teils aus Angst.

Im virtuellen Raum gehen wir mit Daten um, die an keine festlegbaren Modelle oder Vorgaben gebunden sind. Sie erinnern an die Plastizität des menschlichen Bewusstseins. Sie haben keinen Anfang und kein Ende, weder die Spiele noch die stetig anwachsende Menge der Wissensdaten.

Wahrnehmung

Man »existiert virtuell« im Spiel, während man als reale Person vielleicht ermattet in der Schule hockt oder gelangweilt seinem Chef bei einer seiner endlosen Selbstdarstellungen zuhört. Die intimen und fiktiven Daten, die Freundschaften und Kontakte, die ein Spieler über viele Stunden in den digitalen Raum eingegeben hat, entfalten dort ein eigenes kommunikatives Leben, gehen Verbindungen mit anderen Anweisungen, anderen Charakteren usw. ein, bringen sich zur Geltung oder werden, wenn man sie nicht ausreichend schützt – jeder Schutz ist im Netz unvollkommen –, verändert oder erhalten durch neue Zusammenhänge ganz andere Bedeutungen, als ein Spieler sie beabsichtigt hatte.

Dies alles passiert, während die reale Person unruhig und meist gelangweilt das »richtige Leben« in seiner Langsamkeit erduldet. Kein Wunder, dass viele junge Spieler während des Unterrichts oder in Büros kein dringenderes Bedürfnis verspüren, als möglichst schnell in ihre virtuellen Spielwelten zurückzukehren.

Vielleicht wird das Faszinosum Netz und Spiel so allmählich ein wenig deutlicher. Es bricht mit der herkömmlichen Vernunft und überwindet dabei auch all die Kränkungen, die vielen kleinen Niederlagen und Enttäuschungen, die man als Kind auf seinem Entwicklungsweg erfahren hat.

Das Netz verspricht »Verschmelzung in Lichträume« – auch davon wird noch ausführlicher zu reden sein – und tröstet uns über die vielen Erinnerungen an Mühen und

Kränkungen, vom ersten Aufrichten im zweiten Lebensjahr bis zur Mühsal des Schreibens und Rechnens und dem Erwerb anderer symbolischer Ordnungen hinweg. Im virtuellen Raum agieren wir wieder schier unbegrenzt, gehen Kontakte und Kommunikationsformen ein, in denen wir unsere Identitäten beliebig wechseln, mischen uns in Spiele ein, in denen wir als Heroen erscheinen, unbesiegbar und unsterblich. All dies wird gefüttert von oft eindrucksmächtigen Bildern – zumal in den ausgefeilteren Computerspielen. Dabei bleibt unser Körperempfinden freilich weitgehend zurück. Nur die Fingerspitzen auf der Tastatur verbinden unseren Körper mit den Kontakten und Szenarien im Netz. Hier dominiert der Gesichtssinn, die Augen, das Sehen, das bei längerem Spiel am Monitor immer fixierender wird, immer starrer. Dieses Sehen verengt sich, verdichtet sich. Der Spieler erlebt eine enorme Fokussierung seines Gesichtssinnes bei gleichzeitigem Zurückbleiben des »restlichen« Körpers und Körpergefühls – genau dies ist ein wesentlicher Teil der Faszination, die das Spielen im Computer ausmacht. Ich erreiche einen Zustand der Konzentration und dann der Überkonzentration und vergesse meinen Körper, spalte ihn im gewissen Sinn ab. Ich schwebe durch virtuelle symbolische Räume, ganz Ich und ganz frei.

Mein Intuitionsvermögen, meine Vorstellungswelten und Fantasien, mein Ich-Gefühl sind weitgehend von den alltäglichen Vernunftordnungen, zu denen das körperliche »Begreifen« unmittelbar gehört, abgespalten. Dass die Dinge kantig sind, dass sie scharf sind und schneiden können, dass sie warm und vertraut sind oder staubig, dies alles hat sich bis in die Sprachbildung hinein in den Körper eingeschrieben. Aus dem Körperlichen entsteht unser Genuss an der Umwelt oder unsere Ablehnung dessen, was sie bietet. Aus den Körpererfahrungen erwachsen Mitgefühl und Mitleid, ebenso Abneigung oder Ekel. Unser Seh- und Hörsinn ist immer eingebunden in eine sehr komplexe Selbsterfahrung des Körperlichen.

Aus dem Sinnlichen und dem Körperlichen ergibt sich erst ein
»Selbst- Bewusstsein«. Diese Basis wird im virtuellen Raum –
und besonders intensiv in den Online-Spielen – verlassen.
Gewiss bleibt im Internet die kognitive Organisation aufrechterhalten, gewiss bleibt auch ein gewisses Körperempfinden beibehalten, aber wer einmal eine Nacht durchgespielt
oder »durchgechattet« hat, weiß, wie sehr sich das Körpergefühl dabei verändert. Mein Körper kommt mir für Momente
wie fremd vor, der Geist muss erst in ihn zurückkehren, bevor ich mich, mit anfangs noch ungelenken Bewegungen, in
mein Körperselbst und Selbst-Bewusstsein wieder eingefun-
den habe. Die extreme Fixierung auf das Schauen und Hören
und die gleichzeitige Reduzierung aller anderen Körpertätig-
keiten haben einen irrealen Zustand geschaffen. Das ist die
Grundlage für die Wirkungskraft der magischen omnipotenten Bilder, die im Spiel versammelt sind.

Raum- und Zeiterfahrung

Wir finden im Realen kaum ein Modell, das uns hilft zu verstehen, was passiert, wenn wir uns in virtuellen Räumen bewegen. Die virtuelle Welt ist angefüllt mit irritierenden, im
Detail realistisch anmutenden und in der Gesamtheit doch
beängstigend fremdartigen Charakteren und Objekten.
  In unserem Alltag bewegen wir uns fortwährend in einer
geordneten Struktur. Unsere Augen und unsere Ohren, unsere Beine und Hände sind darin geübt. In den ersten Kin-
derjahren haben wir mit Bauklötzen, über den Fußboden der
elterlichen Wohnung rutschend (immer mit vergewissernden
Blick zurück auf Mama oder Papa), unsere geistigen und emotionalen Fähigkeiten erworben. Verinnerlichung von Zeit und
Raum fanden dort statt, später kam die Sprache hinzu, und
all dies lenkte unser wahrnehmendes Begreifen der Umwelt.
Im virtuellen Raum ist dies – nein, nicht vollständig aufgehoben, aber weitgehend relativiert.

Was ist denn nun räumliche Ordnung? In der Alltagsrealität stellen wir uns diese Frage nicht. Wenn wir hören, dass ein Bahnhof zwei Kilometer entfernt liegt, dann wissen wir ungefähr, wie langsam oder schnell wir uns bewegen müssen, um einen Zug zu erreichen. Wir können die Dauer abschätzen, wir können den Raum intuitiv bemessen. Wir bewegen uns in einer vertrauten Ordnung, die sich unserem Körpergefühl, unserem Erleben und Erinnern eingeschrieben hat.

Im Internet gelten diese Ordnungen nicht. Der dort abgebildete Raum wird mit einem Mausklick übersprungen. Raum und Zeit gibt es in der digitalen Welt nicht. Freilich gibt es Planungen, Verabredungen in den Online-Spielen, in den jeweiligen Gruppen. Aber die Zeiten entsprechen nicht unserem gewohnten Zeit- und Raumgefühl. Zeit ist im Online-Spiel eine immer wieder neu zu treffende Vereinbarung. So kann eine Heeresgruppe eine Taktik ersinnen, in der sie urplötzlich vor dem Feind auftaucht – verbindliche Zeit- und Raumbestimmungen gibt es nicht, sie werden jeweils für ein Spiel neu getroffen. Zeit ist ein »Ergebnis« von Kommunikationsvorgängen im Netz. Zeit ist immer »Jetzt«-Zeit, eine andere gibt es nicht!

Alles ist auf Plötzlichkeit eingestellt. Im Alltag kennen wir solche Zeiterfahrungen nur als etwas Schockartiges, das uns für einige Momente verwirrt. Wenn wir unerwartet auf einer Bahnfahrt in einen tiefen Schlaf verfallen sind und danach wieder aufwachen und erschrocken bemerken, dass wir unseren Zielort fast schon erreicht haben – dann hat uns so ein ungeordnetes Zeitgefühl überrumpelt. Für Momente finden wir uns in der Realität kaum zurecht, müssen uns erst einmal mühsam neu koordinieren, neigen dazu, überhastet den Mantel überzustreifen (und eine Aktentasche liegen zu lassen), bis sich endlich das verlässliche Zeitbewusstsein wieder einstellt und wir wieder wissen, wo wir sind. Wo das Zeit- und Raumempfinden unsicher geworden ist, setzt eine tiefe Verstörung aller Sinne ein. An eben diese Verstörung gewöhnt sich der Teilnehmer des Online-Spiels, er wird darauf hin trainiert.

Nun stellen wir uns einmal vor, wir befänden uns stundenlang, ja tage- und wochenlang in solchem Zeit-Chaos. Wird
dann nicht deutlich, wie radikal die Umorganisation des
Selbstempfindens sein muss, der sich Dauerspieler aussetzen?
Wie tief nicht nur die Realität beim Spiel vergessen wurde,
sondern *alle* verinnerlichten Wahrnehmungsordnungen und
Realitätsbindungen unsicher werden?

Und wie verführerisch das ist!

Es ist eine merkwürdige Selbsterfahrung, die wir im virtuellen Raum durchlaufen. Wie im Traum wechseln wir die
Orte, die Räume, also auch die »Erwartbarkeit« von Räumen.
In der »realen« Zeit erwarten wir von einer Stunde ein gewisses Maß dessen, was sich in ihr ereignen kann, die Räume geben uns eine bestimmte Möglichkeitsgrenze dessen vor, was
wir demnächst erreichen können und was nicht. Diese einge-
übten Verlässlichkeiten sind im virtuellen Raum außer Kraft.

Vielleicht noch ein Beispiel: Auf einem Jahrmarkt sind
wir nach einer rasanten Fahrt in einem dieser überschnellen
modernen Karussells für Momente völlig desorientiert. Die
Räume wurden durch die rasenden Bewegungen, links und
rechts, und hoch und gleich wieder zurück, durcheinander
gewirbelt, unsere Sinne schweben. Für Momente schwankt
nun der Boden unter unseren Füßen, körperlich und seelisch.

Für Momente sind wir nicht ganz wir selber. Und spüren wieder, wie verführerisch das ist. Wir sind geflogen, wir
waren »anders« und mehr als wir selbst. Wir waren in einer
freieren Seinsordnung, die etwas Suggestiv-Fantastisches hat.

Deshalb stehen junge und auch ältere Menschen in langen
Schlangen vor Achterbahnen oder noch verrückteren und oft
nicht ganz ungefährlichen Karussells (gelegentlich mit einer
guten Option auf ein solides Schleudertrauma) und schweben, lassen sich drehen, purzeln und rasen durch ein plötzlich ganz fremd gewordenes Universum.

Genau diese Derealisierung trainiert der Spieler im On-
line- Spiel. Dauerhaft. Er gewöhnt sich daran. Er erlernt den

Schwindel, die Abwesenheit des Geordneten. Er findet sich immer besser darin zurecht. Er ist in radikaler Weise ein »Anderer«.

Aber damit ist es immer noch nicht genug. Wir haben schon erläutert, dass das Körper-Selbst vom Geschehen im Monitor beinahe ganz abgetrennt wird, nur mit den Fingerspitzen auf der Tastatur lenke ich das Geschehen meines »Avatars«, meines Stellvertreters im Netz. Nur die Sehsinne fixieren die Objekte des Spiels, zugleich ist mein Intellekt hoch gespannt. Ansonsten bleibt mein Körperempfinden für das Spiel bedeutungslos. Nun kommt Folgendes hinzu: dieses Spielen ist ein einsames Spiel. Ich hocke ganz allein in meinen imaginären Szenarien, ganz allein mit mir und den im Spiel entwickelten Charakteren. Auch wenn die jungen Spieler auf LAN-Parties oder zu viert vor ihren Computern zusammensitzen – jeder spielt nur für sich. Das bedeutet, dass ich mich in all der magischen Wirrnis letztlich doch immer wieder auf mein »Selbst« zurück besinnen muss.

Während ich mich zurücklehne und für Momente über das Geschehen nachdenke, sind all die vertrauten Wahrnehmungsordnungen wieder präsent. Ein eigenwilliger Zwischenzustand ist das: Plötzlich spielen direkt und indirekt meine räumlichen Erfahrungen, mein Zeitgefühl, mein Wissen um Kontinuität der realen Welt wieder eine Rolle. Anders könnte ich gar nicht nachdenken. Doch bevor sich das Körpergefühl in seiner Gänze, seiner »Integriertheit« wieder eingestellt hat, bewege ich mich zurück in das virtuelle Geschehen, in dem alle diese Ordnungen erneut in Frage gestellt und weitgehend aufgelöst sind.

Um genau zu sein, müsste man es vielleicht so formulieren: Nicht ganz und gar aufgelöst sind sie, sondern sie verschlingen sich, die virtuellen Plastizitäten durchdringen die Real-Ordnungen der Wahrnehmung und des Intellekts, beide durchweben einander.

So komplex sind die Irritationen, der sich die Jugendlichen aussetzen, wenn sie mit omnipotenten Gefühlen als Hel-

den, als Krieger, als geburt- und sprachlose Monster ins Feld
ziehen. Dies gilt es zu verstehen, wenn wir die Spiele richtig ein-
ordnen wollen. In den öffentlichen Debatten – vor allem in
akademischen Kreisen – wird immer wieder angeführt, dass
die Kinder und Jugendlichen in den virtuellen Räumen ja
auch »kommunizieren«, dass sie, als sei der computerisierte
Raum identisch mit dem realen Raum unserer sozialen Welt,
im Internet Verabredungen treffen, dass dort Etikette beach-
tet werden müsse und in gewisser Weise soziale Maßstäbe
gelten. Das stimmt, und es ist doch nicht ganz richtig.

Kommunikationsfähigkeit

Es ist deshalb nicht richtig, weil die grundlegenden (basalen)
Ordnungen des Symbolischen verwirrt und teilweise ganz außer Kraft gesetzt werden. Das gilt für Zeit, Raum und Kausali-
tät – aber auch und besonders für die Sprache und die Schrift.
Kommunikation im Netz hat als Schrift im Chat oder als
Sprache im »Voice-mail« oder in der »Online-Telefonie« einen
anderen Charakter als schriftliche oder mündliche Kontakte
im Realen. Diese Schrift ist eine »andere« Schrift als die im
Buch oder das Geschriebene in einem Heft, die Sprache hat einen anderen Modus als die im Gespräch an der Haustür oder
auf dem Pausenhof.
Denken wir zunächst über die Sprache nach. Der entscheidende Unterschied zu unserem bewussten Sprechen im Alltag ist dieser: Im Netz und im Online-Spiel ist es ja nicht das
»Ich«, das kommuniziert, sondern eine Fiktion. Diese Fiktion
ist zusammengesetzt aus vielen Charaktermerkmalen, die teilweise von mir selber, teilweise von meiner Mitspieler-Gruppe
abhängen. Nun bedeutet der Spracherwerb im frühen Kindesalter aber einen gewaltigen Schritt zur Selbstfindung. Was
dem vorsprachlichen Kleinkind mehr oder minder unbewusst
und jedenfalls unverarbeitet zustößt und in seinen Empfin-

dungen gespeichert wird, das wird in einem weiteren Entwicklungsstadium durch Sprache, durch das »Benennen«, zu etwas Eigenem. So erschließt sich durch die immer genauer gewusste Bezeichnung – das lautliche Zeichen – die innere und die äußere Welt zu einem einheitlichen Sinn. Das »Ich« erwacht.

Erfahrungen werden mittels der Sprache verfügbar, die sprachlich erfasste Welt hat sich im Vergleich zur vorsprachlichen des Kleinkindes entscheidend verändert. In der sprachlich erfassten Welt fließen die Berührung und das Wiedererkennen eines Gegenstandes in einem Bewusstseinsvorgang zusammen. Je mehr Sprache, desto mehr »Ich-Selbst«. Deshalb ist Sprache immer auch ein Entwurf, ein Über-sich-Hinausgreifen, mit jedem Sprachlaut erweitert und verfeinert sich die Wahrnehmung und vervollständigt sich das Selbst. (Dieser Prozess hört ein Leben lang nicht auf.) Sprache ist Sich-Spiegeln, Sich-Erkennen in den Dingen und den Zusammenhängen der Welt. Sprache verbindet die Gegenstände auch untereinander. Was in den früher erworbenen Erfahrungen von Zeit und Raum – beim Rutschen und Krabbeln durch die elterliche Wohnung, dann auf wackeligen Beinen – im Körpergefühl verankert worden war, wird erst durch die Sprache dem Selbst ganz »zu-eigen«. Sprache *benennt* die Dinge nicht nur, sie erfasst auch Entfernungen, unterscheidet das Nahe vom Fernen, kurzum, Sprache »situiert« die Dinge im Raum, und das körperliche und geistige Selbst ebenso. So bedeutsam ist das. Und so komplex!

In den Sprachlauten schwingen das Eigene und das »Andere« ineinander – die Dinge, die Menschen, die Räume, die Töne, die Farben, alles wird Teil einer nun einheitlich erfassten Welt. Zugleich fließen die frühesten Laute – das allererste Ga-Ga und Du-Du, mit dem Mamas Gesicht freudig begrüßt wurde, die frühesten Äußerungen des Glücks und der Tränen, um es mit dem Bindungsforscher Bowlby zu sagen – in die Artikulationen ein. In der Sprache klingen – gemeinsam mit den Lauten der Mutter, die die Muttersprache formen –

die unbewussten Erinnerungen mit, sie geben ihr eine Tiefe, die vom rationalen Bewusstsein nur in Teilen erfasst wird. Sprache ist immer mehr als nur Funktion und Vernunft.

Auf diese Weise bannt Sprache außerdem die archetypischen Ängste der frühesten Kindheit, wie sie in den Märchen aufscheinen – die Angst, verschlungen zu werden wie Rotkäppchen, die Angst, ausgesetzt zu sein wie Hänsel und Gretel. Sprache macht diese Ängste nicht »bewusst«, aber sie eignet sie sich zugleich mit der »Beherrschung« der Objektwelt durch Worte an, sie integriert die Ängste ins Selbst. Ohne Sprache bleiben sie unverbunden und rennen gegen das vernünftige und »kohärente« Ich-Gefühl an.

Was heißt das für das »Ich« im virtuellen Raum? Hier ist alles ganz anders. Auch hier vergegenwärtigt das Sprechen per Internettelefonie oder das kommunikative Schreiben per Chat die jeweilige Situation. Aber das Zentrum dieses Sprechens und Schreibens ist ja nicht das reale Selbst, sondern eine Ich-Erfindung. Körpererfahrungen, soziale Bindungen, ja die aktuelle Umwelt ist aus dieser Sprache ganz ausgeblendet. Dieses virtuelle Ich hat ja auch keine Erinnerungen. Anders gesagt: auch hier wird gesprochen, aber wesentliche Bedeutungsgehalte von Sprache werden dabei nicht aufgerufen. Sie haben in diesem imaginär-virtuellen Leben und für dieses fiktive Stellvertreter-Ich (den »Avatar«) keine Geltung.

Sprache wird folgerichtig auf eine Art »Jetzt-Bewusstsein« fixiert. Sie ist nicht Vergegenwärtigung im Sinn des Zusammenfließens von lebenslanger Ich-Erfahrung und Jetzt, sie ist vielmehr das Aufgehen der Ich-Erfahrung ins Jetzt des Spieles. So wie die Aktionen von einem Jetzt-Zustand zum nächsten hetzen, so auch die Sprache und die Schrift. Sie wird, pointiert gesagt, wieder, was sie bei dem Kleinkind war, ein Laut, der das Jetzt untermalt, bekräftigt, verdeutlicht. Aber sie verliert zu einem gewissen Teil ihren Zusammenhänge stiftenden Charakter, ihr Reflexionsvermögen im Hinblick auf Sinnhaftigkeit, letztlich verliert sie ihr »Ich-Zentrum«. Sie geht ganz auf in Funktion, Taktik, momentane

Übereinstimmungen mit der Gruppe der Spieler. Sprache ist die Heimat des Menschen, schreibt Heidegger in den »Wendemarken«. Die Sprache im digitalen Raum hat eine andere Heimat aufgesucht, eine an Bindung und Selbstgefühl verarmte Heimat.

Freilich hat sie dabei neue Kapazitäten hervorgetrieben. Die Online-Sprache oder Schrift vermag hochkomplexe strategische, planerische Vorgänge auf sehr konzentrierte Weise zu kommunizieren. Sie ist ganz auf die Instrumentalisierung aller Vorgänge eingestellt – es ist keine dumme Sprache! Sie kann sehr raffiniert Aktionen austüfteln, im Kontakt mit den Mitspielern technische Informationen übermitteln, sie ist schnell, rabiat, kurz und hochfunktional. Nur mit dem »Selbst« oder gar einer Selbst-Vergewisserung – also dem wesentlichen Merkmal unseres Sprechens – hat sie nichts zu tun. Im Gegenteil. Sie ist so geartet, dass sie das Selbst vergessen hilft. Das Real-Selbst, das in der verträumt-heroischen Landschaft der Kämpfe und Siege ja auch nur hinderlich wäre, wird zurückgelassen. Wie Ballast. Unser Sprechen ist im normalen Alltag ein so bedeutsames Rückkoppeln eines jeweiligen Kontaktes an die Gesamtheit meiner Person – im Spiel ist sie exakt das Gegenteil. Sie ist ein Widerruf des »ganzen Ich«.

Und noch etwas: Diese instrumentale Sprache ist eine sehr bewusste Sprache. Sie kennt kein Unbewusstes. Alles liegt ja »jetzt« vor Augen und wird im Jetzt verhandelt. So, wie diese Sprache eigentlich kein Vergangenes »zur Rede« bringen soll, um im Spielverlauf funktional zu bleiben, so kennt sie auch kein Unbewusstes.

Das heißt nicht, dass im Spiel nicht gleich reihenweise Fantasien, die an früheste Kindheitsängste und -träume anschließen, aufscheinen – sie tun es sogar in besonderem Maße. Doch die unbewussten Motive, die Ängste und ihre Gegenreaktionen, diese wehrhaften Fantasiegestalten, mit denen sich die Spieler identifizieren – sie alle werden in diesen Spiel-Kommunikationen nicht reflektiert. Sie würden die Intensität und Dichte des Spielens auch empfindlich stören.

Je totaler das Jetzt, desto intensiver das Spiel, desto gefessel-
ter die Sprache und Schrift – desto abwesender das »Ich- Bewusstsein«. Das ist die Logik dieses Spielens.

Unser reales Ich ist durchwoben von unbewussten Gefühlen, von Assoziationen, von Abwehr und Beglückung – erst
die unendliche Plastizität dieses komplexen Ineinanderwir-
kens macht die Besonderheit des individuellen Selbst aus, seine Kreativität, seinen Einfallsreichtum, seine Eigenart eben.
Der Reichtum (und die Abgründigkeit) des Unbewussten sind
eine besondere Ausstattung der Eigenart jedes Menschen.

Unser bewusstes Selbst ist durchdrungen von Tagträumen, die uns mal gegenwärtiger, mal verblasster jede Stunde
begleiten – ein Thema, an das sich bisher keine Sozialpsy-
chologie herantraute. Diese Tagträume sind notwendig, sie
federn unsere Enttäuschungen ab und unsere Kränkungen,
unsere Niederlagen, die auch zu unserer Biographie gehören.
Das Selbst ist ein komplexes und plastisches Geschehen, das
einer fortwährenden Veränderung unterworfen ist und die
Bedingungen dieser Veränderungen nur in geringen Anteilen
bewusst angeben kann.

Eine *hoch entwickelte Sprache,* wie sie für eine aufgeklär-
te Kultur notwendig ist, spiegelt auch diese, dem Bewusstsein entzogenen Inhalte. Entfaltetes Sprechen und Schreiben
greift immer auch über das reine Bewusstsein hinaus.

In besonderer Weise finden wir solche Sprachqualität in
der dichterischen Sprache – das Poetische, das Komplex-Er-
zählte, all das bringt solche assoziativ-bedeutsamen Inhalte
zum Ausdruck, gibt der Gesamtheit von Ich und den Bedingungen seines Daseins eine schriftsprachliche Gestalt.

Aber auch unser eigenes Sprechen und Schreiben sind
so geartet, dass sie immer eine »ganze Person«, eine Eigenart, zu der mehr als nur Bewusstseinsinhalte gehören, zum
Ausdruck bringen. Wer einem Gespräch zuhört, erfährt immer mehr über den Redenden, als diesem selbst klar ist. Und
wer sich selbst aufmerksam zuhört, ertappt sich fortwährend
bei Worten, Wortklängen, Ausrutschern, die ihn, wenn er

nur darauf achtet, hinterher selber verwundern oder – ihm peinlich sind. Etwas von uns hat sich da nach außen, in die Kommunikation, in das Schreiben geschlichen, von dem wir nichts oder wenig gewusst haben oder nichts wissen wollten. Eine nur-bewusste Sprache hingegen ist reduziert. Bei manchen psychischen Erkrankungen wird dies deutlich. Menschen mit atypischen autistischen Zügen beispielsweise haben oft eine überbewusste, oft hoch intellektualisierte und gleichwohl arme Sprache. Nichts an ihrem Sprechen ist unmittelbar auffällig, und doch wird das Fehlen der intuitiv-assoziativen Sprachanteile von allen Menschen, denen sie begegnen, sofort bemerkt. Wir haben ein Sensorium für die Bedeutungstiefe des Sprechens und fühlen uns, wenn sie fehlt oder reduziert ist, in der Kommunikation behindert. Im Gespräch mit solchen Menschen fühlen wir uns unbehaglich und brechen es möglichst rasch ab.

Genau diese Bedeutungstiefe, diese komplexe Bedeutungsgestalt von Sprache fehlt im Netz. Aber hier wird das Fehlen nicht als Mangel empfunden. Ganz im Gegenteil.

Wer kennt sich selbst? fragte Goethe. Nun, das spielende Ich – der »Avatar«, der Ich-Stellvertreter im Netz – kennt sich durchaus, er ist ja ein durch und durch geplantes, bewusst erzeugtes Ich.

Wieder entsteht eine Vermischung der symbolischen Ordnungen. Zum einen ist das Sprechen und Schreiben online in der geschilderten Weise »überbewusst« – zum andern ist es ja immer das ganze, reale »Ich« des Spielers, das sich da mit seiner Spielergemeinde verständigt, Strategien diskutiert, agiert oder eine dieser eigenartigen Online-Freundschaften eingeht. Nicht nur der »Avatar«, nein, der junge Spieler selber trainiert sich in diesem planvollen Sprechen und Schreiben, übt sich in diesem Charakter des Gewollten, Geplanten, des immer und überall hochgradig Bewussten im absolut gewordenen »Jetzt«.

Wer also 40 oder 60 Stunden in der Woche spielt und kommuniziert, der verinnerlicht diesen Modus der Sprache in gewissem Umfang und empfindet die Reduzierung kaum mehr. Die Folgen sind nicht nur für das Sprechen und Schreiben im virtuellen Raum, sondern ebenso für das gesamte kommunikative Verhalten und die Schrift-Kompetenzen eines Jugendlichen weit reichend.

Die spielgeübten oder gar -süchtigen Jugendlichen haben deshalb eine merkwürdig widersprüchliche Sprachintelligenz: einerseits oft hoch intellektualisiert und einfallsreich, haben sie doch zugleich große Probleme, ihre Ideen, Einfälle etwa in einem herkömmlichen Besinnungsaufsatz auszuformulieren. Die semantische Vielfalt, die immer auch assoziativ-unbewusste Züge und damit Eigenarten des Individuellen hat, fällt ihnen schwer.

Sie haben oft viele interessante »Ideen« und kreativ überraschende Einfälle, aber in ihrem Schreiben stehen diese Einfälle wie unverbunden nebeneinander – jeder Gymnasiallehrer kennt dieses Phänomen. Es wirkt ganz so, als warteten sie auf eine Antwort eines Gegenübers, das die Idee fortsetzt, aufnimmt oder verwirft – wie es im Spiel der Fall ist.

Rufen wir uns in Erinnerung, dass das Sprechen am Ausgangspunkt des Selbst-Bewusstseins steht und das Schreiben als kreativer Akt dieses Bewusstsein verfeinert, bis ins Unbewusste hinein, dann bekommen wir eine Ahnung, was die Reduzierung von Sprache und Schrift bedeutet.

Realitätsbezug

Die oft geäußerte Sorge, dass junge Spieler Realität und Fiktion nicht mehr trennen könnten, scheint ganz unberechtigt. Die Jugendlichen wissen genau, dass sie sich im fiktiven Spielgelände aufhalten, so, wie ein vierjähriges Kind zwischen Spiel und Realität sehr wohl zu unterscheiden weiß. Aber wie das Spielen ein kleines Kind nachhaltig prägt, so prägt auch dieses Fiktive weit über das Spiel hinaus. Nicht die Verwechslung von Fiktion und Realität ist die Gefahr, die diesen Spielern droht, nein, es ist vielmehr so, dass – wenn sie in der Woche 60 oder mehr Stunden vor dem Computer hocken – ihr erfundenes Ich bedeutsamer wird als ihr reales Ich im Alltag, zumindest befriedigender, zumindest befreiter von all den Zwängen und Hemmungen, die unseren Alltag durchwirken.

Sie wissen sehr wohl, dass ihr Ich-Stellvertreter im virtuellen Raum in Form einer Figur mit ihrem realen Ich wenig zu tun hat. Aber dieses reale Ich wird eben immer unwichtiger. Das fiktive Ich hingegen gewinnt umso mehr an Bedeutsamkeit, je tiefer das reale Ich mit Depressionen, Trägheiten, Versagensängsten usw. behaftet ist.

Wer oft enttäuscht wurde oder sich gekränkt fühlt, der findet sich eben in einer von ihm gestalteten, geplanten Welt besser zurecht als in einer, in der man immer auch abhängig ist vom Gegenüber, ausgesetzt den Gefühlen und Wahrnehmungen, die einem andere Menschen entgegenbringen. Für den kränkbaren, empfindsamen und oft isolierten jungen Menschen ist diese egozentrierte Freiheit im Netz wie eine Erlösung. Die Spielinhalte mit ihren magisch-omnipotenten Zügen stützen das befriedigende Gesamtbild, das er von sich selbst ausspinnt und aufrechterhalten kann, solange er vor dem Computer verweilt.

Die Ich-Fiktion erstrahlt in einem Glanz, der dem Alltags-Ich partout nicht gelingen will. Die Fiktion ist vollkommener. Sie ist zwar in gewisser Weise eine einsame Fiktion, ein einsamer Traum, aber seit der Entwicklung der Online-Spiele lässt sich diese isolierte Selbstbezogenheit durch den Charakter der Chats und »Gilden«, die das Spielgeschehen lenken, gleichsam »überspielen«. *Die Selbstbezogenheit wird in ein Feld von Kommunikationformen eingebunden.*

Es gibt den Austausch, es gibt die »Anderen«, die Mitspieler – die Vollkommenheitsfantasie bleibt nicht für sich, sie wird mitgeteilt. Damit gewinnt sie eine eigenwillige kommunikative Realität. Der im Realen oft gekränkte und abgewiesene Charakter findet hier die Bestätigung nicht nur vor und für sich selber, sondern auch vor den »Anderen«. Endlich gelingt, was ihm ein Leben lang versagt blieb. Freilich sind es imaginäre Andere, bei denen er diese Bestätigung findet – und das ist ihm bewusst. Er kommuniziert nicht mit Menschen, sondern mit Codes, hinter denen sich Menschen verbergen. Er agiert mit ersonnenen Charakteren, in einer erfundenen Nähe und Intimität.

Dabei schimmert durchaus eine Sehnsucht nach realer Nähe und wirklicher Intimität auf, der junge Spieler findet sie und findet sie nicht. Endlich Nähe, endlich Gemeinschaft, Freundschaft sogar – in diesen Communities oder »Gilden« werden sogar Ehen geschlossen, Bündnisse fürs Leben geschworen, es geht merkwürdig konventionell und konservativ in diesem irrealen Feld zu. Aber alles ist realer Kontakt und Irrealität zugleich.

Endlich nicht allein sein – dies ist halb ein Tagtraum, denn er sitzt ja einsam vor seinem Computer, und halb Realität, denn er kommuniziert ja wirklich.

Sucht entsteht immer aus dem Gefühl des Ungenügens. Da wird etwas spürbar, das dem Leben fehlt; der Spieler erreicht es fast und verfehlt es wieder – und beginnt von vorn. Wieder und wieder. Wie der Spieler im Casino, der den ersehnten Reichtum vor Augen hat und doch weiß, dass er ihn mit aller Wahrscheinlichkeit nicht erreicht – so ist auch hier dieses unaufgelöste Spannungselement eine der Grundlagen der Sucht.

ICH in übergroßen Buchstaben bin es, der diese Nähe sucht und mit einem kurzen Klick verlassen kann, ich schließe mich dieser Gilde an, weil sie meinen Motiven ganz nahe kommt. Ich bin mit mir allein auf eine Weise, die mich im Kontakt immer selbstgesteuerter, selbstbezogener macht. Ich kommuniziere und werde doch immer enger ins Ego eingeschlossen.

Das ist die seltsame, fatale Logik dieser Spiele.

Damit ist dann auch der nächste Entwicklungsschritt schon vorbereitet. Dieses Ich spielt umso intensiver, klüger, ja intuitiver, je mehr der Spieler sein Alltags-Ich vergisst. Je weniger Realität in dieser Fiktion noch aufscheint, desto befreiter fühlt er sich, desto rückhaltloser und offener kommuniziert er. Desto schwereloser meistert er die Kontakte und Szenarien.

Und sollte dieser frei schwebende Kontakt einmal unsicher werden, die Versenkung nicht gelingen – denn dieses Spielen mit so vielen Motiven ist natürlich störanfällig, jederzeit kann der Spieler aus seiner Versenkung herausgerissen werden – dann sucht er das »Schlachtfeld« auf, dann explodiert in diese Leichtigkeit, dieses Schweben eine tobende martialische Aktion, eine Schlacht mit Lärm und Gebrüll.

Was die Realität an Aggressionspotenzial aufgestaut hat, kann hemmungslos ausgetobt werden – töten und sterben, Elementares in purer Gestalt. Nein, es wundert nicht, dass der reale Alltag immer mehr zurückgedrängt wird, immer mehr zu einem Hindernis für wirkliche Befriedigung, einer Beschränkung der scheinbar wirklichen Möglichkeiten wird.

Besonders unsichere, depressiv gestimmte, von ihrer Wirksamkeit wenig überzeugte Menschen spüren oft – und oft ganz zu Recht dass in ihnen Begabungen und Möglichkeiten angelegt sind, die einfach nicht zur Geltung kommen. Da gibt es Potenziale, die nur verborgen sind, Fähigkeiten und Möglichkeiten, die sich einfach nicht hervortrauen. Sie liegen wie verschüttet unter den Enttäuschungen, unter den Ängsten, die von diesen Enttäuschungen hervorgerufen wurden.

Das »Computergelände« – diese Lichtlandschaft! – bringt eben diese Kräfte endlich (und zwar ganz buchstäblich) »ins Licht« – die Lichttechnologie lässt sozusagen diese im Alltag verborgenen Potenzen erstrahlen, gemeinsam mit dem fiktiven Ich. Und das erscheint nun immer kraftvoller.

Plötzlich handelt solch ein unsicherer Mensch entschieden, plötzlich kommuniziert er frei, plötzlich erscheint »alles möglich«. Außerdem müssen wir wissen, dass – um die gesamte Komplexität dieser seelischen Vorgänge zu verstehen – die narzisstisch-heroischen Merkmale des Charakters im Spiel keineswegs zufällig sind. Auch sie korrespondieren mit dem

eingestandenen oder uneingestandenen Gefühl der Schwäche, das sich im Alltag vor allem für die kränkbaren Jugendlichen, die anfälligen, die keinen eigenen Weg gefunden haben
oder denen keiner gezeigt wurde, immer wieder aufdrängt.
Jede virtuelle Kraftmeierei wirkt auf einen geschwächten
Charakter wie eine Erlösung.

Die Unverletzlichkeit, die der Held im Spiel zugeschrieben bekommt, die Tatsache, dass er nach jedem Tod wie ein
Unsterblicher wieder aufsteht, dies alles wirkt wie eine Be-
schwichtigung im Verhältnis zu den Kränkungen des Alltags,
denen er hilflos ausgesetzt ist. Je tiefer die Ich-Schwäche,
desto beruhigender und befreiender, ja, in besonderer Weise
»ermöglichender« wirkt das Spiel im Computer. Habe ich nur
lange genug stark im Spielgelände agiert, dann fühle ich mich
auch als reales Selbst ein ganz klein wenig stärker, ein bisschen zuversichtlicher, ein bisschen gelöster.

Man kann diese seelischen Vorgänge freilich auch posi-
tiv formulieren: Solche Spiele verhelfen den verschütteten
Ressourcen des Ich ja auch ganz »real« auf die Sprünge. Sie
können unter guter Anleitung wenigstens in Teilen in das
Alltagsverhalten und Selbstempfinden übertragen werden.
Dafür lassen sich reihenweise Beispiele aus der Therapie von
lerngestörten oder angstbehafteten Kindern anführen. (Natürlich sind es im Therapieraum keine martialischen Spiele,
es gibt hier auch keine unverletzlichen Helden und ähnliches.
Aber die Verfügungsgewalt, die gerade die konzentrations-
schwachen und ängstlichen Kinder im Spiel über das Gesamt-
geschehen haben, stärkt ihre Aufmerksamkeit und stabilisiert
ihr Selbstgefühl.)

In diesen Spielen werden bewusst-kognitive Kompetenzen
auf oft sehr kreative vielfältige Art beim Rätseln, Grübeln,
Entziffern von Geheimschriften usw. aufgerufen. Dabei werden natürlich auch Regeleinhaltung und geduldiges planvol-
les Handeln eingeübt, schrittweises Anpeilen und Erreichen
eines Ziels verfolgt, kurzum, in diesen Spielen kann all das
trainiert werden, worüber diese Kinder und Jugendlichen

nicht verfügen und dem sie sich in Therapien oft hartnäckig widersetzen. Wir wollen diesen Aspekt nicht weiter vertiefen, weil er das Thema überschreitet. Gleichwohl ist die Anmerkung wichtig genug: Computerspiele – wir meinen ausdrücklich Spiele und nicht nur Lernprogramme – können auf vielen Ebenen der Stabilisierung des Selbstbewusstseins dienlich sein und rationale Vorgänge, die mit Ausdauer, Geduld verbunden sind, intensiv einüben.

Zugleich sind es – nun wieder negativ – die genannten narzisstisch-heroischen Charaktermerkmale der Spiele, die die Realitätsflucht so attraktiv machen. Werden diese Spielerfahrungen auf die Realität ausgedehnt, dann erscheint das Reale immer frustrierender, mühsamer – und eben kränkender. Um das zu vermeiden, bindet sich der Spieler immer stärker an die Spielwelt. Die Spielsucht wird von einem sich verfestigten Abwehrverhalten weiter und weiter getrieben.

So setzt ein Kreislauf ein, den starke Seelen rechtzeitig zu unterbrechen vermögen. Stabile Jugendliche spielen auch – aber sie lösen sich rechtzeitig von ihren fiktiven Heldentaten, virtuellen Freundschaften und mystisch verhüllten Aufgaben und wenden sich wieder ihrem Realschulabschluss oder ihrer Jahresarbeit vor dem Abitur zu. Andere dagegen – das müssen keineswegs nur die Schulversager sein – verkriechen sich hingegen immer tiefer in diese virtuellen Welten. Und die Zahl dieser Kinder und Jugendlichen wächst.

Was dabei im Gehirn passiert

Tierschützer haben sich jahrelang für eine artgerechte Haltung und Aufzucht von Haus- und Nutztieren eingesetzt und jetzt können sie die ersten Erfolge verbuchen: Neue Tierschutzgesetze in Europa verhindern die schlimmsten Auswüchse des Missbrauchs von Tieren für kommerzielle Zwecke. Damit haben die Tierschützer mehr erreicht als diejenigen Menschen, denen das Wohl unserer Kinder am Herzen liegt. Kinder bleiben nach wie vor in unserer medienbestimmten Informationsgesellschaft allem ungeschützt ausgeliefert, was an unverarbeitbaren Reizen, an emotional aufwühlenden, Aufmerksamkeit erheischenden Bildern und an fragwürdigen Orientierungsangeboten verbreitet wird. All das wäre nicht weiter bedenklich, könnte man davon ausgehen, dass die »Aufzucht- und Haltungsbedingungen« von Kindern keinen erheblichen und nachhaltigen Einfluss auf die Entwicklung und Strukturierung des menschlichen Gehirns haben. Leider hat sich dies inzwischen als ein fataler Irrtum erwiesen.

Die lange Zeit angenommene Trennung zwischen Hirnentwicklung und der Entwicklung des Verhaltens, Denkens und Fühlens, ja selbst des Gedächtnisses hat sich als genauso falsch erwiesen wie die Vorstellung, dass der Prozess der strukturellen Ausreifung und Umformung des menschlichen Gehirns gegen Ende des dritten Lebensjahres weitgehend abgeschlossen sei.

Inzwischen ist bekannt geworden, wie eng die Entwicklung auch des Gedächtnisses an die Ausformung und Reifung cerebraler Strukturen gebunden ist. Insbesondere die Ausreifung synaptischer Netzwerke im Neokortex ist auf spezifische interaktionale Stimulation angewiesen. Um diese Strukturen ausbilden zu können, suchen und brauchen bereits Neugeborene die lebendige Interaktion mit anderen Menschen.

Die bereits intrauterin entstandenen neuronalen Verknüpfungen bilden nur ein vorläufiges Muster für einen noch kontext- und nutzungsabhängig herauszuformenden späteren Zustand. Bei neuen Erlebnissen werden die dabei synchron aktivierten neuronalen Netzwerke miteinander verknüpft. Sie repräsentieren durch ihre Aktivitätsmodalität in der »Innenwelt« des Gehirns das Geschehen in der »Außenwelt« in symbolischer Weise. Zum Wiedererkennen kommt es immer dann, wenn die gleichen neuronalen Netze erneut aktiviert werden. Subkortikale, zu früheren Zeitpunkten herausgeformte neuronale Netze stehen stärker mit emotionalen Zentren in Beziehung und sind stabiler als die später entstandenen kortikalen Netzwerke. Die kortikalen Strukturen zeichnen sich durch hohe nutzungsabhängige Plastizität und Modulationsfähigkeit aus und können subkortikal die als Folge früher Erfahrungen entstandenen Verschaltungsmuster überlagern.

Erst um die Jahrtausendwende ist es den Hirnforschern und Entwicklungspsychologen vor allem mit Hilfe der sog. bildgebenden Verfahren gelungen nachzuweisen, in welchem Ausmaß die Strukturierung des Gehirns davon abhängt, wie und wofür ein Kind sein Gehirn benutzt. Es wurde gezeigt, welche Verschaltungen zwischen den Milliarden Nervenzellen durch die frühen Beziehungserfahrungen besonders gut gebahnt und stabilisiert und welche nur unzureichend entwickelt und ausgeformt werden.

Wenn Kinder und Jugendliche täglich mehrere Stunden vor ihren Computern verbringen, so verändert das nicht nur ihre Wahrnehmung, ihr Raum- und Zeitempfinden, ihre Gefühlswelt und ihre Fähigkeit, sich im realen Leben zurechtzufinden. All das, was sie mit ihren Computern machen und was sie in ihren Computerspielen erleben, verändert auch ihr Gehirn.

Weshalb das Gehirn so wird, wie man es benutzt

Das menschliche Gehirn ist zum Zeitpunkt der Geburt noch sehr unfertig. Nur die zum Überleben unbedingt erforderlichen Verschaltungen und Netzwerke in den älteren Regionen sind bei der Geburt bereits gut ausgebildet. Sie steuern all das, was zur Aufrechterhaltung der inneren Ordnung des Körpers notwendig ist, also auch all jene Reaktionen, die immer dann in Gang gesetzt werden, wenn es zu Störungen dieser inneren Ordnung kommt. Auch bestimmte, bereits im Mutterleib gemachte Erfahrungen, ebenso wie einige angeborene Reflexe sind bereits in Form bestimmter Verschaltungsmuster im Gehirn abgespeichert. Alles andere – und das ist so gut wie alles, worauf es im späteren Leben ankommt – muss erst noch hinzugelernt und als neue Erfahrung im Gehirn abgespeichert werden.

Das Großhirn, genauer die Großhirnrinde, ist derjenige Hirnbereich, in dem dieses neue Wissen in Form bestimmter Beziehungsmuster zwischen den Nervenzellen verankert wird. Es verdreifacht sein Volumen im ersten Lebensjahr und dehnt sich auch später noch erheblich aus, aber nicht deshalb, weil dort noch weitere Nervenzellen gebildet werden, sondern weil diese zum Zeitpunkt der Geburt bereits vorhandenen Nervenzellen ein dichtes Gestrüpp von Fortsätzen ausbilden und sich mit den Enden ihrer Fortsätze auf vielfältige Weise miteinander verbinden. Dieser durch genetische Programme gesteuerte Prozess führt dazu, dass in den einzelnen Bereichen dieser Großhirnrinde ein riesiges Überangebot an Nervenzellverbindungen und -kontakten entsteht. Weil das kindliche Gehirn (oder das genetische Programm, das dessen Entwicklung steuert) nicht »wissen kann«, worauf es später im Leben einmal ankommt und welche Verbindungen wirklich gebraucht werden, wird also zunächst erst einmal ein großer Überschuss an Verschaltungen bereitgestellt. Stabilisiert und erhalten bleiben von diesen Verschaltungen aber nur diejenigen, die auch wirklich benutzt, d. h. häufig genug aktiviert werden. Der Rest wird einfach wieder abgebaut.

Das Ganze funktioniert fast so wie ein neu eröffnetes Kaufhaus, in dem anfangs ein möglichst großes Spektrum an unterschiedlichen Waren angeboten wird. Wie das später tatsächlich vertriebene und bereitgehaltene Warensortiment aber aussieht, hängt davon ab, was von den Kunden in dieser Gegend besonders gebraucht und daher besonders häufig gekauft wird. Ein Kind kann in der Entwicklungsphase, in der dieses riesige Angebot der Nervenzellen bereitgestellt wird, so ziemlich alles lernen. Deshalb können Eltern, die das für wichtig und sinnvoll halten, ihrem 3-jährigen Kind bereits das Lesen, Computerspiele oder eine Fremdsprache beibringen – falls es ihnen gelingt, es dazu zu motivieren.

Immer dann, wenn sich ein Kind auf die Suche macht und dabei etwas findet, das ein kleines bisschen mehr ist als das, was vorher schon da war, dann geht es ihm genauso wie jedem Erwachsenen – es freut sich. Solange ein Kind oder auch ein Erwachsener noch mit der Suche nach etwas beschäftigt ist, herrscht in seinem Gehirn eine gewisse Unruhe, eine Erregung und Spannung. Die wird durch das Erfolgserlebnis plötzlich aufgelöst, und immer dann, wenn im Hirn aus Durcheinander Ordnung, aus Erregung Beruhigung wird, entsteht ein Gefühl von Wohlbehagen und Zufriedenheit. Je größer die anfängliche Aufregung war, desto größer wird die Freude, die auch schon ein Kind empfindet, wenn nun wieder alles »passt«. Dann bekommt es um so größere Lust, sich erneut auf die Suche nach neuen Erfahrungen zu machen.

Bei einem solchen Erfolgserlebnis wird im Gehirn immer auch eine Gruppe von Nervenzellen erregt; sie setzt an den Enden ihrer langen Fortsätze bestimmte Botenstoffe frei. Es sind die gleichen Botenstoffe, die auch abgegeben werden, wenn Drogensüchtige Kokain oder Heroin einnehmen. Dies lässt erahnen, wie groß dieses Lustgefühl werden kann, das Kinder empfinden, wenn sie sich immer wieder erfolgreich auf den Weg machen, um die Welt zu entdecken.

Zug um Zug werden auf diese Weise die komplizierten Nervenzellverschaltungen in den verschiedenen Regionen aufgebaut. Die von den Sinnesorganen ankommenden Erregungsmuster werden dabei benutzt, um immer stabilere und zunehmend komplexer werdende »innere Bilder« in Form bestimmter Verschaltungsmuster in den verschiedenen Hirnregionen zu verankern. Das gilt nicht nur für das Sehen und die Verankerung innerer »Sehbilder«, sondern ebenso für das Tasten und die Herausbildung innerer »Tast- und Körperbilder«, für das Hören und die Entstehung entsprechender »Hörbilder« und das damit einhergehende Verstehen und Verankern von Sprache, letztlich auch für das Interesse am Zuhören. Auf gleiche Weise entwickelt sich die Fähigkeit, aus Gerochenem innere »Geruchsbilder« anzulegen und mit anderen Sinneswahrnehmungen und den dadurch erzeugten inneren Bildern zu verbinden. Ja, sogar die von den Muskeln bei Veränderungen ihres Tonus zum Gehirn weitergeleiteten Signale werden benutzt, um innere Repräsentanzen von komplexen Bewegungsabläufen, gewissermaßen innere »Bewegungs- und Handlungsbilder« in bestimmten Bereichen des Gehirns anzulegen und bei Bedarf abzurufen.

Die Hirnregion, in der all diese komplexen, nutzungsabhängigen neuronalen Verschaltungen letztendlich zusammenlaufen, ist eine Region, die sich beim Menschen zuletzt und am langsamsten entwickelt und die auch bei unseren nächsten tierischen Verwandten weitaus kümmerlicher ausgebildet ist. Anatomisch heißt sie Frontal- oder Stirnlappen. Es ist diejenige Hirnregion, die in besonderer Weise daran beteiligt ist, aus anderen Bereichen des Gehirns eintreffende Erregungsmuster zu einem Gesamtbild zusammenzufügen und auf diese Weise von »unten«, aus tieferliegenden und früher ausgereiften Hirnregionen eintreffende Erregungen und Impulse zu hemmen und zu steuern. Ohne Frontalhirn kann man keine zukunftsorientierten Handlungskonzepte und inneren Orientierungen entwickeln, kann man nichts planen, kann man die Folgen von Handlungen nicht abschätzen, kann man sich nicht in andere Menschen hineinversetzen und deren Gefühle teilen, auch kein Verantwortungsgefühl empfinden. Unser Frontalhirn ist die Hirnregion, in der wir uns am deutlichsten von allen Tieren unterscheiden. Und es ist die Hirnregion, die in besonderer Weise durch den Prozess strukturiert wird, den wir Erziehung und Sozialisation nennen.

Für die Ausbildung all dieser zutiefst menschlichen Fähigkeiten ist also kein genetisches Programm verantwortlich, sondern diese sind, so gut wie sie nun einmal bei jedem einzelnen Menschen geworden sind, das Ergebnis eines hochkomplizierten und deshalb enormen störanfälligen Strukturierungsprozesses. Dieser Prozess beginnt bereits vor der Geburt und setzt sich auf der Grundlage der während der frühen Kindheit erfolgten Weichenstellungen über den gesamten weiteren Erziehungs- und Sozialisierungsprozess fort. Wenn dann irgendwann ein bestimmtes Nutzungsmuster in diesem frontalen Kortex ausgeformt worden ist, das es dem Träger dieses Gehirns gestattet, sich einigermaßen in der ihn umgebenden Welt zurechtzufinden und sein inneres emotionales Gleichgewicht trotz weiterer Störungen und Bedrohungen aus der äußeren Welt aufrechtzuerhalten, so ist die Strukturierung des Frontalhirns im wesentlichen abgeschlossen und der Träger dieses Gehirns ist – wenn nicht doch noch einmal etwas Entscheidendes, Erschütterndes und all seine bisher entwickelten Strategien Infragestellendes passiert – am Ende seiner (Hirn-) Entwicklung angekommen.

Wer diesen Zustand erreicht hat, der hat aufgehört, ein Suchender zu sein. Immer dann, wenn es ein Mensch geschafft hat, bestimmte, in seinem Hirn angelegte Nervenzellverschaltungen durch immer gleiche, zwar erfolgreiche, aber recht einseitige Nutzung so effektiv zu stabilisieren und zu bahnen, dass er in jeder Situation weiß, was er zu tun, wie er zu reagieren hat, wenn er meint, alles im Griff zu haben, weil er sich eine Welt geschaffen hat, in der nichts Unvorhergesehenes mehr geschehen kann, weil er alles kontrolliert und beherrscht, so hat dieser Mensch seine Offenheit verloren. Er ist gezwungen und ständig damit beschäftigt, die Welt nach seinen einmal entwickelten Maßstäben in Gut und Böse, in Richtig und Falsch, in Schwarz und Weiß einzuteilen. Er kann die ihn umgebende Welt nicht mehr in ihrer ganzen Vielfalt, sondern nur noch nach den von ihm gesetzten Maßstäben wahrnehmen. Dabei gehen ihm allmählich seine Sensibilität, seine Neugier, seine Spontaneität und seine Kreativität verloren.

Die Frage, was einen Menschen dazu bringt, diesen Weg einzuschlagen und sein Gehirn so einseitig zu benutzen und damit auch so einfach zu strukturieren, dass es dann nur noch für so wenig zu gebrauchen ist, lässt sich leicht beantworten: Es ist die Angst. Angst entsteht als Gefühl immer dann, wenn das innere Gleichgewicht eines Menschen bedroht wird, und diese Angst zwingt jeden Menschen, eine Lösung zu finden, d. h. eine möglichst effektive Strategie zur Wiederherstellung seines inneren Gleichgewichtes einzusetzen. Einzelne dieser Strategien werden von manchen Menschen offenbar als so effektiv bewertet, dass sie diese einmal gefundenen Lösungen immer wieder benutzen. Auf diese Weise werden die dabei aktivierten Nervenzellverschaltungen auf Kosten anderer, seltener benutzter und aktivierter Verschaltungen immer stärker herausgeformt und gebahnt.

Je weniger ein Mensch im Laufe seines Lebens Gelegenheit findet, vielfältige Strategien der Angstbewältigung kennen zu lernen und zu erproben, desto stärker läuft er Gefahr, einzelne, einmal gefundene oder von Anderen übernommene Strategien für bedeutsamer, wichtiger und effizienter zu halten, als sie das tatsächlich, also auf lange Sicht, sind. Allzu leicht kommt es unter diesen Bedingungen zu einseitigen und vorschnellen Bahnungs- und Kanalisierungsprozessen der dabei immer wieder aktivierten neuronalen Verschaltungsmuster, die später um so schwerer wieder auflösbar sind, je früher sie entstanden sind und je häufiger die diesen Bewältigungsstrategien zugrunde liegenden neuronalen Verschaltungsmuster benutzt und dabei aktiviert werden.

Je weniger gut eine Gesellschaft in der Lage ist, ihren Kindern ein Gefühl von Sicherheit und Geborgenheit zu bieten, desto bereitwilliger werden von diesen Kindern all jene Strategien übernommen, die ihnen von den erwachsenen Mitgliedern der Gesellschaft als scheinbar besonders geeignete Möglichkeiten zur Angstbewältigung angeboten werden: das Streben nach Macht und Einfluss, nach Reichtum und Status, der Einsatz von Gewalt und Unterdrückung, das Bemühen um Ablenkung und Aufregung, die Einnahme von Drogen und Beruhigungspillen.

Wenn in einer Gesellschaft immer mehr Menschen heranwachsen, deren Denken, Fühlen und Handeln von dem Bemühen geleitet wird, sich mit Hilfe derartig einfacher und kurzfristig wirksamer Strategien vor Störungen ihres inneren Gleichgewichts zu schützen, geraten andere, komplexere Strategien der Angstbewältigung zunehmend in Vergessenheit. An Stelle der komplizierten gemeinsamen Suche nach für alle tragfähigen Lösungen tritt das einfache Streben nach individueller Bedürfnisbefriedigung in den Vordergrund. Subtile Haltungen, wie Achtsamkeit und Behutsamkeit, die nur durch die Aktivierung hochkomplexer neuronaler Verschaltungsmuster entstehen können, werden dann durch kurzfristige Zielorientierungen und entsprechende Rücksichtslosigkeit ersetzt. Das Gehirn solcher Menschen wird auf diese Weise – nutzungsbedingt – auch entsprechend einfacher strukturiert. Die Fähigkeit, komplexe Wahrnehmungen miteinander zu verbinden und zu subtilen inneren Bildern der äußeren Welt zusammenzufügen, geht solchen Menschen ebenso verloren wie die Fähigkeit, solche Bilder in der Gestalt von Kunstwerken zu erkennen oder gar selbst hervorzubringen.

In fataler Weise unterstützt wird diese Entwicklung durch alles, was Kinder daran hindert, mit anderen Menschen in eine spontane Interaktion zu treten, ihre bisher erworbenen Fähigkeiten und Fertigkeiten zu erproben und weiterzuentwickeln. So geht es beispielsweise Kindern, die täglich viele

Stunden vor einem Fernsehgerät zubringen. Zur Passivität verurteilt, werden sie mit bunten Bildern, Handlungsfetzen, Aktionsbruchstücken und ständig neuen, emotional erregenden Eindrücken und angstauslösenden Vorstellungen in Erregung versetzt. Auf ihre Fragen bekommen sie keine Antworten, ihre Vorschläge hört niemand, sie können nichts ändern, nichts verhindern und auch nicht helfend eingreifen. Was in ihnen zurückbleibt, ist die Erfahrung, dass es auf ihr eigenes Denken und Handeln nicht ankommt, dass ihre selbstständige Suche nach Lösungen nutzlos ist, dass das Gesehene abläuft, ohne dass sie selbst darauf Einfluss nehmen können.

Solche Kinder können nur schwer das Gefühl eigener Handlungskompetenz, eigener Gestaltungsfähigkeit und eigener Bedeutsamkeit entwickeln. Sie werden allzu leicht zu Konsumenten, die immer nur etwas von anderen haben wollen. Weil sie keine Gelegenheit hatten, sich selbst einzubringen, fehlt ihnen das Gefühl, dass sie anderen etwas geben können. Sie sind und bleiben damit allzu leicht allein, finden keine Freunde, können sich nicht in Beziehungen weiterentwickeln und sind ohne sichere emotionale Bindungen schutzlos ihren Ängsten ausgeliefert.

Unsicherheit und Angst stören die Integration und Organisation komplexer Wahrnehmungen und Reaktionsmuster. Sie zwingen das Kind zu raschen, eindeutigen Entscheidungen und damit zum Rückgriff auf ältere, bereits gebahnte Bewältigungsstrategien. Was unter diesen Bedingungen nicht stattfindet und auch nicht gelingen kann, ist eine über die bereits vorhandenen Möglichkeiten hinaus gehende Fortentwicklung der eigenen Fähigkeit zur Integration, Bewertung und Filterung komplexer Wahrnehmungen. Ihre Wahrnehmungen können Kinder nur dann integrieren, wenn diese in einem zusammenhängenden Kontext erlebt werden. Neue Wahrnehmungen müssen an bereits vorhandene Erfahrungen anzuknüpfen sein. Ein Zustand, bei dem zu viele Wahrnehmungen ungeordnet auf einen Menschen hereinprasseln, ist selbst für Erwachsene unerträglich, für Kinder erst recht. Er macht Angst und setzt gewissermaßen all das außer Kraft, was normalerweise vom Frontalhirn geleistet werden muss, aber angesichts des dort herrschenden Durcheinanders nicht geleistet werden kann.

Es mag noch mehr Faktoren geben, die dazu beitragen, dass es heutzutage auffällig vielen Kindern nicht gelingt, hinreichend komplexe Verschaltungen in ihrem Frontalhirn herauszuformen und zu stabilisieren. Aber all diese Einflüsse zeichnen sich durch eine bemerkenswerte Gemeinsamkeit aus: Sie helfen dem Kind nicht, eine brauchbare Antwort auf die Frage zu finden, worauf es denn im Leben ankommt. Sie vermitteln entweder:»Auf alles!« oder»Auf gar nichts« oder sogar, dass das keine vernünftige Frage sei. Für Kinder und Jugendliche sind alle drei Antworten gleichermaßen fatal. Sie brauchen so etwas wie ein fernes Ziel, eine Vorstellung oder wenigstens eine Vision davon, weshalb sie auf der Welt sind, wofür es sich lohnt, sich anzustrengen, eigene Erfahrungen zu sammeln, sich möglichst viel Wissen, Fähigkeiten und Fertigkeiten anzueignen. Wer keine Ahnung davon hat, wohin die Reise gehen soll, weiß auch nicht, was er sich besorgen und in seinen Koffer packen müsste. Das einzige, was Kinder und vor allem Jugendliche unter diesen Bedingungen tun können, besteht darin, heute dies und morgen jenes nach ihrem eigenen Gutdünken in den Koffer zu stecken, bis dieses sinnlose Tun sie so sehr»anstinkt«, dass sie den ganzen Koffer angewidert in die Ecke werfen und»null Bock« haben.

Die Suche nach Orientierung, nach einer Sinngebung des eigenen Lebens ist dann zwangsläufig auch zu Ende. Was erhalten bleibt, ist der (natürliche) Hang zur Bequemlichkeit und zum Konsumieren. Das»Ich« wird nun zum einzigen Brennpunkt der Aufmerksamkeit. Wer dort angekommen ist, hat auch keine Lust mehr, erwachsen zu werden und sich den vielfältigen Herausforderungen, den Problemen und Konflikten zu stellen, die ein solches Leben in der realen Welt für ihn bereithält. Deshalb sind die von Computern erzeugten virtuellen Welten für viele Kinder und Jugendliche attraktiver als das reale Leben. Dass sich ihr Gehirn, je häufiger sie es auf diese Weise einsetzen, immer besser an diese Art der Benutzung anpasst, ist den Kindern und Jugendlichen wohl eher gleichgültig und den meisten Erwachsenen, unter deren Obhut sie aufwachsen, kaum bewusst. Deshalb wollen wir uns im Folgenden etwas näher anschauen, wie diese Anpassungsprozesse auf den verschiedenen Verarbeitungsebenen des Gehirns aussehen.

Sensomotorische Netzwerke

Im sogenannten sensomotorischen Kortex werden die über die Sinnesorgane (vor allem von den Propriorezeptoren der Körpermuskulatur und der Haut, aber auch von Sehsinn, von Hör- und Riechsinn oder von Gleichgewichtssinn) zum Gehirn weitergeleiteten Signalmuster benutzt, um ein dort bereits angelegtes, motorisches Reaktionsmuster auszulösen. Bei sehr häufig ausgeführten Bewegungen und körperlichen Reaktionen geschieht das automatisch, also ohne bewusste Kontrolle. Bevor alle etwas komplizierten Bewegungsabläufe und die sensorische Steuerung so perfekt funktionieren, müssen die entsprechenden sensomotorischen Verschaltungsmuster und Netzwerke gebahnt und stabilisiert werden. Das geschieht durch Übung, also durch bewusste Wiederholung einer immer wieder gleichen motorischen Reaktion auf einen bestimmten, immer wieder gleichen oder zumindest ähnlichen Sinnesreiz. Beim Laufen Lernen, beim Ergreifen eines Gegenstandes oder beim Sackhüpfen lässt sich sehr gut beobachten, wie das immer besser funktioniert, weil die dazu erforderlichen und dabei aktivierten Verschaltungsmuster im somatosensorischen Kortex zunehmend besser herausgeformt und stabilisiert werden.

Wenn diese Netzwerke im späteren Leben nicht immer wieder aktiviert werden, verkümmern sie und werden instabil. Es bedarf keiner allzu großen Fantasie, um sich vorzustellen, dass das stundenlange Sitzen vor einem flackernden Bildschirm bei entsprechend angespannter Haltung und ständiger Wiederholung ein und derselben Handbewegung beim Bedienen der Tastatur oder der Maussteuerung zu einer immer besseren Bahnung der an der Steuerung dieser Bewegungsmuster beteiligten somatosensorischen Netzwerke im Gehirn der betreffenden Kinder und Jugendlichen führen muss. Mit Hilfe bildgebender Verfahren wurde inzwischen nachgewiesen, dass die Einführung und um sich greifende Nutzung der SMS-Technologie von Mobiltelefonen mit einer messbaren Vergrößerung des für die Steuerung der Daumenbewegungen (bei Rechtshändern im linken somatosensorischen Kortex) zuständigen Areals im Gehirn von Jugendlichen einhergegangen ist.

Bedenklicher als diese spezifischen Anpassungsleistungen des Gehirns an die mit der intensiven Nutzung von Mobiltelefonen oder Computern verbundenen Erfordernisse ist jedoch all das, was bei dieser Art einseitiger Betätigung alles an Bewegungsmustern nicht genutzt und daher weder gebahnt noch stabilisiert werden kann. Auch hier braucht man nicht viel Fantasie, um sich die Defizite auf der Ebene der Körperbeherrschung und der Steuerung komplexer und vielfältiger Bewegungsabläufe vorzustellen, die zwangsläufig daraus entstehen, weil ein Kind oder ein Jugendlicher täglich mehrere Stunden vor seinem PC sitzend verbringt.

Assoziative Netzwerke

Die sensomotorischen Netzwerke der Großhirnrinde verknüpfen also die von den Sinnesorganen ankommenden Signalmuster mit dazu passenden, durch Übung herausgeformten motorischen Reaktionsmustern und steuern auf diese Weise die durch eine bestimmte Wahrnehmung ausgelösten Bewegungs- und Handlungsabläufe. Sehr einfache sensomotorische Schaltkreise gibt es auch in den älteren, tieferliegenden, sogenannten subkortikalen Bereichen des Gehirns. Sie sind für die Steuerung einfacher, angeborener Reflexe und Verhaltensreaktionen zuständig. Alle etwas komplizierteren Bewegungsabläufe, also alle grob- und feinmotorischen Handlungen und motorischen Leistungen, die erst während der Kindheit und Jugend erlernt und eingeübt werden müssen, werden von den dabei herausgeformten sensomotorischen Netzwerken der sensomotrischen Kortexareale gesteuert. Dazu müssen die aus den einzelnen Sinnesorganen eintreffenden Signalmuster zunächst einmal miteinander verbunden und aufeinander abgestimmt werden. Das geschieht im sogenannten Assoziationskortex. Die in diesem Rindenbereich herausgeformten assoziativen Netzwerke verknüpfen die in einer bestimmten Situation gleichzeitig, z. B. von den Augen, den Ohren, der Nase, dem Gleichgewichtsorgan, der Haut, der Muskulatur und aus anderen Körperbereichen zum Gehirn weitergeleiteten Signalmuster zu einem »Gesamtbild« aller in dieser betreffenden Situation gemachten Wahrnehmungen.

Bei einem Verkehrsunfall z. B., den man erlebt hat, wird so all das, was man dabei gesehen, gehört, gespürt, gerochen oder sonstwie wahrgenommen hat, zu einem ganzheitlichen Bild, eben dieses Unfalls zusammengefügt. Und je stärker die eigene, emotionale, möglicherweise auch körperliche Beteiligung dabei war, desto intensiver bleibt dieser Gesamteindruck als inneres Bild in der Vorstellungswelt der betreffenden Person haften. Die verschiedenen Wahrnehmungsmuster sind dann zu einem assoziativen Netzwerk verknüpft worden. Da wir niemals nur eine einzelne Wahrnehmung machen – denn in jeder Situation passiert ja immer sehr vieles gleichzeitig wird in unserem Gehirn ständig etwas miteinander verknüpft, manches häufiger, manches seltener, manches intensiver, manches schwächer. Immer wieder entstehen neue assoziative Muster, manche dieser Verknüpfungen sind sehr labil und lösen sich wieder auf. Manche, vor allem solche, die immer wieder aktiviert werden und besonders intensiv sind, werden fester, stabiler und bleiben länger, oft sogar für das gesamte weitere Leben erhalten. Wenn wir uns etwas vorstellen, über etwas nachdenken oder einfach nur träumen – immer greifen wir dabei auf die bereits in unserem Gehirn entstandenen assoziativen Verknüpfungen und komplexen assoziativen Netzwerke zurück. Und indem wir das tun, stabilisieren sich die so erneut aktivierten assoziativen Vernetzungen. »Nutzungsabhängige Stabilisierung« nennt man das, und diese Bezeichnung macht auch gleich deutlich, dass all diese vielen und vielfältigen assoziativen Verknüpfungen nicht aufgebaut und nicht gefestigt werden können, wenn man sie nicht »benutzt«.

Und damit ist im Grunde alles gesagt, was man wissen muss, um zu verstehen, was im Gehirn bei Kindern und Jugendlichen passiert, die tagtäglich stundenlang vor ihren Monitoren sitzen: Einige wenige assoziative Verknüpfungen werden enorm intensiv und häufig benutzt – und deshalb auch entsprechend stark ausgeformt. Die fast ausschließlich über den Sehsinn zum Gehirn weitergeleiteten Signalmuster werden also beim Computerspiel immer fester mit den dabei erzeugten Vorstellungen, den damit einhergehenden Gefühlen, den dabei generierten Erwartungen und den dabei ablaufenden Bewertungen verknüpft. Alles andere bleibt dabei allerdings weitgehend unbenutzt. Weder kommt es zur Aktivierung assoziativer Verknüpfung mit anderen Sinneseingängen – der Spieler fühlt seinen Körper ja kaum noch. Er bekommt auch nichts mehr von dem mit, was um ihn herum geschieht. Er hört nichts, schmeckt nichts, spürt nichts – sein Gehirn hat nur einen einzigen Eingang, und der ist stur auf das gerichtet und leitet nur noch das weiter, was auf dem Monitor zu sehen ist. Und das Gehirn passt sich an diese Art seiner Nutzung an. Aus den assoziativen Netzwerken im Assoziationskortex wird eine Kümmerversion dessen, was daraus bei einer komplexeren Art ihrer Nutzung hätte werden können. Aber diese extreme Anpassungsleistung auf der Ebene der visuellen Verknüpfung ist ja für den Spieler vor

seinem Monitor von Vorteil. Sein enormes visuelles Assozi-
ationsvermögen ist die Grundlage seiner Erfolge – vor dem
Monitor.

Frontokortikale Netzwerke

Wir haben also bis hierher dargestellt, weshalb die Herausbildung der für die Steuerung von komplexen Bewegungsmustern zuständigen Netzwerke im Gehirn nicht gelingen kann,
wenn Kinder und Jugendliche zu viel Zeit sitzend und gebannt auf einen Monitor starrend zubringen. Dass sie dafür
um so besser lernen, mit der Tastatur und der Maus umzugehen, ist für sie durchaus vorteilhaft, aber nur solange sie
Tätigkeiten ausführen, bei denen es gerade auf diese Fähigkeit ankommt. Wir haben auch beschrieben, dass die starke
Fokussierung der Wahrnehmungsfähigkeit auf die Verarbeitung visueller Eingänge vor dem Monitor mit einer unzurei-
chenden Ausformung komplexer assoziativer Verknüpfungen
der aus anderen Sinnesorganen und aus dem Körper (nicht
oder kaum noch) zum Gehirn weitergeleiteten Signalmuster
einhergeht.

Deshalb zeichnen sich alle Computerkids durch eine enorme visuelle assoziative Kompetenz aus. Ihr Denken ist hochgradig von bildhaften Vorstellungen geprägt. Alle anderen
Sinneseingänge verlieren an Bedeutung und werden nicht in
diese hochspezialisierten, visuell dominierten assoziativen
Netzwerke integriert. Auch diese Anpassungsleistung ist nur
sinnvoll und vorteilhaft, solange die Spieler vor diesen Monitoren sitzen.

Nun gibt es im menschlichen Gehirn noch eine weitere,
noch komplexere Ebene der Verarbeitung von Wahrnehmungen und der Steuerung des Verhaltens, die erst um die Jahrtausendwende genauer in den Blick der Hirnforscher geraten ist.
Dieser besondere Hirnbereich fand bisher deshalb so
wenig Beachtung, weil die dort, im sogenannten frontalen

Kortex, herausgeformten Netzwerke an der Steuerung von Funktionen und Leistungen beteiligt sind, auf die man bisher kaum geachtet, auf die man bisher wenig Wert gelegt hatte und die sich auch schlecht messen lassen.

Dazu zählt beispielsweise die Fähigkeit, vorausschauend zu denken und zu handeln (strategische Kompetenz) oder die Fähigkeit, komplexe Probleme zu durchschauen (Problemlösungskompetenz) und die Folgen des eigenen Handelns abzuschätzen (Handlungskompetenz, Umsicht). Das gilt auch für die Fähigkeit, seine Aufmerksamkeit auf die Lösung eines bestimmten Problems zu fokussieren und sich dabei entsprechend zu konzentrieren (Motivation und Konzentrationsfähigkeit), Fehler und Fehlentwicklungen bei der Suche nach einer Lösung rechtzeitig erkennen und korrigieren zu können (Einsichtsfähigkeit und Flexibilität) und sich bei der Lösung von Aufgaben nicht von aufkommenden anderen Bedürfnissen überwältigen zu lassen (Frustrationstoleranz, Impulskontrolle). »Exekutive Frontalhirnfunktionen« nennen die Hirnforscher diese Metakompetenzen.

Die in anderen Hirnregionen gespeicherten Gedächtnisinhalte werden in diesen Netzwerken des frontalen Kortex zu einem Gesamtbild zusammengefügt und mit den in tiefer liegenden subkortikalen Hirnbereichen generierten Signalmustern verglichen. Die so erhaltenen Informationen werden für alle bewussten Entscheidungsprozesse und zur Modifikation bestimmter Verhaltensweisen genutzt. Je nach Erfahrungsschatz und individueller Ausprägung dieser Kontrollfunktionen können verschiedene Menschen ihr Verhalten in einer Situation, die Initiative erfordert, unterschiedlich gut steuern. Als diejenige Region des menschlichen Gehirns, die sich am langsamsten ausbildet, ist der frontale Kortex in seiner Entwicklung in besonders hohem Maße durch die Erfahrungen beeinflussbar, die ein Kind oder Jugendlicher sammelt.

Die Fähigkeit oder Unfähigkeit, sich im Leben zurechtzufinden, Entscheidungen zu treffen, neue Herausforderungen anzunehmen und sich nicht von Mißerfolgen frustrieren zu lassen, ist also keineswegs angeboren oder gar zufällig. Die diesen Metakompetenzen zugrunde liegenden frontokortikalen Netzwerke werden durch Lernprozesse herausgeformt, die auf Erfahrung beruhen.

Bei den exekutiven Frontalhirnleistungen handelt es sich um kognitive Kontrollfunktionen, die in unterschiedlichen Regionen des Stirnlappens repräsentiert sind:

Im *dorsolateralen Frontalkortex* werden Handlungskonzeptionen entworfen. Die bewusste Planung einer auszuführenden Handlung, deren zeitliche Organisation sowie das Vorhersehen ihrer Konsequenzen werden in diesem Teil des Frontalhirns vorbereitet. Vor ein neues Problem gestellt, treffen bereits Kinder auf der Basis früherer, in anderen Hirnregionen gespeicherter Erfahrungen angemessene Vorbereitungen für ein problemlösendes Verhalten. Durch die anschließende Bewertung der Handlungsergebnisse kann neues Wissen in den vorhandenen Erfahrungsschatz integriert werden: War die gewählte Vorgehensweise beim Lösen des Problems erfolgreich, kann später auf diese Erfahrung zurückgegriffen werden, wenn ein ähnliches Problem auftritt. War sie es nicht, kann das Verhalten neu angepasst werden. Mit einem größer werdenden Repertoire an etablierten Handlungsoptionen wächst somit auch die Flexibilität gegenüber wechselnden Problemstellungen.

Der *orbitale Frontalkortex* ist diejenige Region, die für die Lenkung der Aufmerksamkeitsintensität zuständig ist. Die Fähigkeit zur Konzentration auf ein bestimmtes Ziel setzt voraus, dass spontane, störende, ablenkende Impulse gehemmt oder unterdrückt werden. Solche Impulse werden von tiefer liegenden (subkortikalen), »älteren« Hirnregionen generiert. Sie machen sich in Form basaler Bedürfnisse bemerkbar und lenken die Aufmerksamkeit auf Möglichkeiten zu deren Befriedigung. Dass es nicht immer sinnvoll ist, jedem Antrieb in eine neue Richtung sofort zu folgen, ist einem Kind nicht unmittelbar einsichtig. Impulse zu steuern muss erst durch das Sammeln entsprechender Erfahrungen erlernt werden.

Wie gut das gelingt, hängt davon ab, wieviel Gelegenheit man hat, zu erfahren, dass nicht jeder Wunsch erfüllt und jedes Bedürfnis sofort gestillt werden muss.

Im *dorsomedialen Frontalkortex* werden synaptische Netzwerke herausgebildet, die an der Regulation der Motivation beteiligt sind, mit der ein Problem in Angriff genommen wird. Von der Motivation eines Kindes hängt es ab, wofür es sich interessiert und womit es sich beschäftigt. Lernt ein Kind früh, sein Verhalten auch unter erschwerten Bedingungen eigenständig zu steuern und die Folgen richtig abzuschätzen, wird es häufiger die Erfahrung machen, schwierige Situationen allein meistern zu können. Das Bewusstsein für diese Fähigkeit ist ein grundlegend wichtiger Bestandteil des gesunden Selbstvertrauens. Mit jedem gelösten Problem wächst das Vertrauen in die eigenen Fähigkeiten und mit ihm der Mut, vor neuen, größeren Problemen nicht zu kapitulieren. Fehlen jedoch die Vorbilder, die solche Kompetenzen unter lernfreundlichen Rahmenbedingungen vermitteln, kann sich ein gesundes Verhältnis zu neuen Herausforderungen bei einem jungen Menschen nicht entwickeln. Kinder müssen lernen, Konzepte zu entwickeln, sie selbstbewusst umzusetzen, mit Rückschlägen umzugehen, wenn diese frontokortikalen Netzwerke optimal entwickelt und ausgeformt werden sollen.

Wir haben die Funktion und die Herausbildung dieser frontokortikalen Netzwerke deshalb so ausführlich beschrieben, weil es auf dieser Ebene der Kontrolle des eigenen Handelns, der Bewertung von Ereignissen und der Entscheidung über einen einzuschlagenden Weg enorme interindividuelle Unterschiede nicht nur bei Kindern und Jugendlichen, sondern auch bei Erwachsenen gibt und weil diese Unterschiede durch die jeweiligen Erfahrungen bedingt sind, die ein Mensch im Lauf seines Lebens bei der Bewältigung von Problemen macht.

Wie sich extensives Computerspielen auf die Ausformung dieser frontokortikalen Netzwerke und die von diesen Netzwerken gesteuerten Metakompetenzen auswirken, ist bisher nicht untersucht worden. Es ist jedoch davon auszugehen, dass Computerkids vor ihren Monitoren durchaus lernen, Handlungen zu planen, die Folgen von Handlungen abzuschätzen und Frustrationen auszuhalten. Wie die Erfahrungen im Umgang mit diesen Kindern und Jugendlichen jedoch zeigen und wie aus ihrem Verhalten im realen Leben deutlich wird, sind diese beim Computerspiel erworbenen Kompetenzen offenbar nicht so leicht übertragbar, d. h. zur Lösung von Problemen in der realen Welt nutzbar.

Die Folgen – Beispiele aus der psychotherapeutischen Praxis

Den Mythos des Narziss kennen wir alle. Freilich meist nur als eine Interpretation, die dem antiken Mythos, wie er von Ovid in den »Metamorphosen« nacherzählt wird, eigentlich nicht entspricht. Wir halten Narziss für einen selbstgefälligen Schönling, der nur sich selber lieben kann. Bei dem großen griechischen Dichter ist Narziss ein unglücklicher Mensch, nein, eigentlich ein Einsamer. Freilich, die Nymphe Echo hat ihn geliebt, aber Narziss ist zur Liebe nicht fähig, und Echo verliert sich in den kalten Gebirgen. Narziss bleibt zurück. Er sucht die Reinheit, er sucht das ganze, vollständige, uneingetrübte Glück. In dieser seelischen Verfassung beugt er sich über ein Wasser, einen kleinen Teich, der klar wie ein Quell aus dem Erdinneren entspringt. Bei Ovid heißt es, dieses Wasser sei von keiner Wirklichkeit berührt, »von keiner Ziege geleckt, keinem Ast beschmutzt«. Es ist eben dieses »Reine, Vollkommene«, das Narziss anzieht, also beugt er sich über die Wasserfläche, sieht sein Gesicht in der Klarheit des Wassers gespiegelt, sein eigenes Bild.

Er hat nicht verstanden, dass seine radikale Suche nach Reinheit, Unberührtheit und Vollkommenheit ihn von der Wirklichkeit der Mitmenschen trennt. Er sieht sich selber, glaubt aber, endlich ein perfektes Gegenüber gefunden zu haben, einen wirklichen »Gesellen«, der seine nach Vollkommenheit strebende Einsamkeit teilt.

Er sucht nach dem »Anderen« und findet doch immer nur sich selbst. Seine Weltflucht verurteilt ihn. Ihm ergeht es in gewisser Weise so wie dem Spieler im Internet. Auch der sucht die Gemeinsamkeit, aber in einer fiktiven, seinen Fantasien und selbstbezogenen Vorstellungen korrespondierenden

Symbolwelt. Er sucht »die Anderen« und stößt doch letztlich immer nur auf seine eigene Befindlichkeit, sein eigenes hybrides und verwirrtes Selbst.

Ovid beschreibt in eindringlichen Worten, wie Narziss in einer »neuen Art des Wahnsinns« nach diesem vermeintlichen Anderen, diesem Gegenüber, diesem »Du« sucht. Mit immer verzweifelteren Gesten greift er in das Wasser, er möchte den Anderen festhalten, er möchte sich seiner bemächtigen. Aber das Bild zerfließt, der Andere ist nicht greifbar, er ist ja nur eine Fiktion, ein Spiegel seines einsamen Vollkommenheitstraumes. Daran zerbricht Narziss, er verdorrt.

Illusionäre Gemeinschaften

Die Parallele zu den Spielern im Netz ist augenscheinlich. Auch sie flüchten in eine fiktive Gemeinschaft, und es ist doch immer nur eine Gemeinschaft, in der sich die illusionären Bilder des eigenen Allmachtstrebens spiegeln. Sie finden in vielerlei Varianten immer nur den Spiegel ihres Selbst, wie es sich in virtuellen Bildern und Szenarien wieder und wieder inszeniert.

So bleiben sie einsam gerade dort, wo sie zu kommunizieren meinen. Sie bleiben schwach, wo sie sich als Heroen im Spiel empfinden. Vermutlich ist es dieses unbewusste Gefühl von Unerfülltheit, das sie letztlich immer wieder ins Spiel hineindrängt, das die Leere und schließlich die Sucht erzeugt.

Sie finden keine Freunde im Netz, wenn sie über die Daten, die im Internet ausgetauscht werden, mit dem jeweils Anderen kommunizieren. Sie treffen kein Gegenüber, sie decodieren nur seine Zeichen, seine Codes. Nicht, dass dieser Kommunikationsprozess simpel ist, aber er ist immer ich-bezogen. Letztlich bleibt es ein fortwährender Ich-Ich-Kontakt – ganz so wie bei Narziss, der sich von der Idee der Allmacht, der vollkommenen weltfernen Reinheit nicht lösen konnte und dabei allein blieb bis in den Wahn hinein.

Zwei bedeutende Psychoanalytiker der Gegenwart, Bela Grunberger und Heinz Kohut, haben das seelische Bild des »narzisstischen Charakters« nach Freud ausführlicher beschrieben: Der Narzisst ist dadurch gekennzeichnet, dass er die Bewertung durch Andere nicht erträgt. Wo er bewertet werden kann, da fürchtet er, nicht zu genügen. Seine Angst davor, beurteilt zu werden, ist nur die andere Seite seines hochfliegenden »hybriden« inneren Selbstbildes, seines Selbst-Ideals. Vor diesem Hintergrund kann jede Bewertung durch einen Anderen – und letztlich sogar die eigene – immer nur ein überströmendes bewunderndes Lob *oder* eine Verurteilung sein.

Der Blick des Anderen ängstigt. Er kann das innere Idealbild vernichten. Dem könnte der narzisstische Charakter nicht standhalten. Er ist mit jeder Begegnung, auf die er sich einlässt, in unvorhersehbarer Weise bedroht. Also weicht er den realen Kontakten und Bewährungen aus.

Schließlich will er ganz aus der gemeinsamen Realität fliehen, die er ja immer mit eigenständigen, eigenwilligen Menschen teilen muss, er kann sie niemals vollständig beherrschen, lenken, kontrollieren. Nur so ließe sich aber sein Ich-Ideal dauerhaft aufrechterhalten.

Führungsstarke Egozentriker

In zahllosen Führungspositionen in Medien und Wirtschaft begegnen wir solchen narzisstischen Charakteren. Sie setzen sich mit enormer Rücksichtslosigkeit, die sie oftmals selber gar nicht bemerken, gegen Andere durch, setzen ihr Wollen absolut. In manchen Sparten der modernen Arbeitswelt wird dies als »Führungsstärke« qualifiziert. Sie sind schier besessen davon, jeden Ablauf zu kontrollieren – was mit jedem

Aufstieg in komplexere Aufgaben schwieriger, schließlich unmöglich wird. Sie sind durchdrungen von der Absolutheit ihrer Bewertungen, Einschätzungen, Urteile. Mit diesem absolut gesetzten Ich wehren sie jede ängstigende Nähe von Anderen ab.

Das ist ein unbewusster Prozess, der daraus gespeist wird, dass sie insgeheim darunter leiden, nicht geliebt, oft nicht einmal wirklich respektiert, sondern allenfalls gefürchtet zu werden. Furcht statt Zuneigung, das ist der Preis, den sie für ihre Abwehr bezahlen, ihre Einsamkeit auch.

Eigentlich wollen sie gar nicht herrschen, sie möchten vielmehr umsorgt und bewundert werden, sie streben eigentlich gar keine Rivalität und Macht an, und schon gar nicht diese ermüdende, anstrengende fortwährende misstrauische Rivalität, die nie ganz aufhört. Sie möchten vielmehr geliebt, ja von »Liebe« getragen werden – der Narziss ist ein passiv gestimmter Mensch, der aber die Bedingungen, unter denen er sich endlich »fallen lassen« könnte, absolut selbst bestimmen muss. Er könnte ja sonst stürzen, und wer fängt ihn dann auf?

Seine vermeintliche Führungsstärke ist eine Flucht vor dem »Angeschautwerden durch Andere«, jeder Blick könnte eine Herabsetzung, ein Zerbrechen des inneren Ideals bedeuten. So kämpft er, und will doch nur umhegt werden.

In einem relativ unbekannten, aber wunderbaren Roman von Graham Greene mit dem Titel »Der Sohn Englands« heißt es: »Mir schien, dass die ganze Welt nur dazu da war, um mich zu versorgen.« Ähnlich berichtet der aus ärmlichen Verhältnissen aufgestiegene Harry Belafonte, als er, alt geworden, auf seine frühen Erfolge zurückblickt. Er erzählt, dass er nach umjubelten Konzerten rund um den Erdball »oftmals dachte, dass die Sonne nicht aufgeht, wenn ich es nicht will«. Dies ist das eigentliche Bild des Narziss. Er braucht den Jubel der anderen, er benötigt das Getragenwerden durch andere. Wo es ausbleibt, stürzt er ins Leere, er hat ja keine Verlässlichkeit in sich selbst.

Immer nur »Ich«

Der Frankfurter Therapeut Hermann Argelander hat in einer Fallstudie, die in der Geschichte der deutschen Psychoanalyse beispielhaft geworden ist, seinen narzisstischen Klienten als den »Flieger« charakterisiert. Letztlich will Narziss weg von der Autonomie, er will nicht Individuum sein. Sein Zwang zur Kontrolle und Machtausübung ist eine Schwäche, sie macht ihn müde und leer. Er will zurück in die symbiotischen Gefühle, die jedes Kind in sich trug, bevor es sich auf eigene Beine stellte und ein Individuum wurde.

Deshalb sucht er jede Gelegenheit auf, in der er kommunizieren und sich gleichzeitig dem prüfenden Blick der Anderen entziehen kann. In den Online-Spielen ist eben dies in optimaler Weise möglich.

Die virtuellen Räume sind Räume aus Licht, Objekte aus Abstraktion und Lichtpunkten. In ihnen gibt es keine Widerständigkeit, in ihnen fliegt man, schwebt, gleitet oder »surft«. In ihnen gibt es keine realen Anderen, sondern nur ihre Codes, vermengt mit den jeweils eigenen Fantasien vor dem Monitor. Das virtuelle Spielgelände ist so perfekt wie das Wasser in Ovids Mythos, die »Anderen«, Mitspieler, Freunde aus der eigenen Gilde und sogar die besiegbaren Feinde sind letztlich Spiegelungen seiner Größenfantasie. Hier ist sie real und fiktiv zugleich – ein ideales Gelände für Kontakte und Planung, Strategie und Kampf, Rivalität und sogar Niederlage, die mich, den Spieler, aber nie restlos in Frage stellen. Wenn ich sterbe, erstehe ich wunderbar wieder auf, viele agieren mit mehreren Identitäten im Spiel, nie ist etwas ganz und gar verloren, Fiktionen kennen keine Endgültigkcit.

Wer sich endlos in solchen seelischen Konstellationen bewegt, bewegt sich letztlich unermüdlich wieder auf sein hybrides Selbst zurück – er hat sein Ideal für einige fiktive Stunden mit dem Erleben versöhnt. Nur dass diese Realität eben eine realitätsabgewandte ist. Die Welt des Spielers dreht sich wie eine Spirale immer um dieselben Ausgangsfantasien: Ich, ich, ich.

Der Moment der Täuschung muss dabei möglichst perfekt aufrechterhalten bleiben. Dies ist das besondere Element, das durch die Online-Spiele zu den bekannten Computerspielen – die auch mit Heroen und heldischen Allmachtsfantasien agierten – hinzu kam. Das einsame Spiel wird in einen Raum halb-realer, halb fiktiver Kommunikationen verlegt. Das permanente Jetzt und die unendliche Plastizität mitsamt dem magischen Motiv wird eingebunden in virtuelle Gemeinschaften, Strategien, heroische Aktionen, zu denen sich Hunderttausende von »Ichs« rund um den Erdball zu jeder Stunde zusammenschließen und wieder auseinander brechen. Eine seltsam magische Welt, in der hunderttausendfach Begegnungen und gemeinsame Handlungen initiiert werden, ohne dass die Spieler einander jemals wirklich begegnen.

Diese Spiele – und diese Sucht – sie kennen keine Grenzen, so wenig wie die Wirtschaftsordnung, die mit dem Internet entstanden ist. Alles ist überall.

Irgendwann muss man auch mal schlafen ...

Stellen wir uns einen solchen Online-Spieler vor: Den Tag und fast die ganze Nacht hat er vor seinem Monitor zugebracht. Vielleicht hat er ein oder zwei Stunden geschlafen, bevor er sich übermüdet auf den Weg in die Schule macht. Wir haben festgestellt, dass es in der Regel gut ausgebildete Jugendliche sind, Gymnasiasten oder Studenten, junge Berufstätige, die Nacht für Nacht in diesen virtuellen Räumen zubringen.

Am Morgen ist alles anders: Die Freunde auf dem Pausenhof oder im Büro sind nicht fiktiv, sondern real, sie bilden keine Gemeinschaft, die den Spieler trägt und seinen heldischen Gestus unterstützt, sie sind vielmehr ein reales Gegenüber, wirkliche »Du's«, die andere Interessen haben, mit denen er zunehmend nichts anzufangen weiß, die andere Wünsche offenbaren und andere Spiele spielen. Wie einsam er plötzlich ist! Gelangweilt und unruhig. Wie widerständig und leer ihm diese Welt erscheinen muss, und mehr als leer – bedrohlich! Jedes Gespräch auf dem Schulweg oder im Klassenraum widerspricht der Innigkeit der Kontakte, die er mit seinen Mitspielern als verschworenes fiktives Heer nachts erfahren durfte; jede Prüfungsaufgabe, jeder Test führt ihn in eine schwindelerregende Überprüfung seiner Fähigkeiten, die ihm in der Nacht zuvor noch so selbstverständlich erschienen.

Sogar der Weg zur Schule ist ein realer Weg mit realen Entfernungen, die er Schritt für Schritt zurücklegen muss, wo er doch noch in der Nacht zuvor unvorstellbare Entfernungen mit einem Klick übersprang, Orte wechselte und Szenarien vertauschte, ganz wie es seinem Willen und seiner Befindlichkeit entsprach.

Nichts ist übrig geblieben von der innigen Übereinkunft mit der Welt, wenn es auch nur eine fiktive war, in der er sich mit seinem gehobenen Selbstgefühl bewegte. Nein, die reale Nahwelt erscheint ihm von einer durchgespielten Nacht zur nächsten immer dürftiger, insgeheim kränkender (wenn er auch die Gründe der Kränkung kaum angeben könnte!). Er will wieder heraus aus ihr, so rasch wie möglich. Er will wieder der Eroberer seines eigenen Charakters sein, der ihm von den Mitspielern zuerkannt wird und den er gemeinsam mit ihnen immer weiter ausspinnt, immer weiter ausdifferenziert, je mehr Aufgaben er löst, je sympathischer er im Chat erscheint, je wertvoller er im Erfinden perfekter Taktiken, im Vordringen in magische Weltmotive ist.

Er hat Sehnsucht nach diesen Freunden, die eine Übereinstimmung mit seinen tiefsten Wünschen suggerieren, die ihm die Realität versagt. Irgendwann wird eine Grenze überschritten, unmerklich. Oh doch, er kann immer noch haargenau zwischen Spiel und realem Leben unterscheiden – das ist nicht sein Problem. Aber das Reale schwindet, zuerst aus seinen Tagträumen, dann aus seinen Interessen, schließlich beinahe ganz aus seinen Bedürfnissen.

Sogar der eigene Körper stört nur noch

Selbst der Körper – von dem wir schon sagten, dass er im Spiel fast völlig zurückbleibt – stört ihn jetzt. Hunger ist eine ärgerliche Unterbrechung, Schlafen erst recht. Sein Gefühl für die Notwendigkeiten des Körpers schwindet, das Bedürfnis nach Ruhe und Schlaf spürt er nur noch, wenn der Körper es vehement einfordert.

Er sieht die Freunde von früher kaum noch, dann gar nicht mehr. Alles ist beschwerlich, alles wirkt so, als wolle es ihn permanent auf die Probe stellen. Jede Regel – sogar im früher geliebten Fußball- oder Hockeyspiel – erscheint ihm jetzt wie eine Kontrolle, der er sich nicht mehr fügen mag. Nirgends wirkt er so frei und kompetent wie im Netz, nie lacht er so herzlich wie im Voice-Chat. Nie spürt er Triumphe so vollständig, wie im gemeinsamen Sieg seiner Gilde, die sich mit anderen Heeren zusammengeschlossen hat, um das Böse niederzuringen. Sein Wertgefüge bildet sich nach den Vorbildern des Spiels. Das Böse, das sind die Anderen. Er ist endlich gerechtfertigt, mit jeder Auszeichnung und jedem Aufstieg in der Hierarchie seiner Gemeinschaft ein wenig mehr. So sehr er selbst war er noch nie – während sein Körper abnimmt, oft abmagert, während ihm seine Leistungen in der realen Welt nur noch wenig bedeuten und oft eklatant nachlassen. Er flieht nicht mehr, er ist zu Hause. Er ist süchtig.

Im Folgenden werden wir einige Fallbeispiele aus Wolfgang Bergmanns Praxis vorstellen. Vieles von dem, was wir bis hierher dargestellt haben, wird dadurch konkreter und damit vielleicht noch etwas deutlicher.

Getragen und umhüllt, mitten im Cyberraum

Er neigte zum Gehorsam, 12 Jahre lang. Ein sensibler Junge, dunkelhaarig, schmal, Mamas Liebling. Mama war der Orientierungspunkt, der Schutzkreis, der sein Leben umgab. Wenn nur dieser Hang zum Computerspiel nicht gewesen wäre. Das störte Mama schon, als der Junge 9 Jahre alt war. Und dann wurde es immer schlimmer.

An kaum einem Jungen, der meine Praxis aufsuchte und den ich über viele Monate betreute, wurde so deutlich, wie dicht der Zusammenhang gefügt ist zwischen dem wohligen Versorgtsein in Mamas Nähe, Mamas Schutz, Mamas Geborgenheit und dem widerstandsfreien Getragenwerden in den virtuellen Räumen. Für die beiden bedeutete das alles eine Katastrophe.

Denn Mama war nicht nur liebevoll, sie hatte ihren Jungen nicht nur in ihr Herz geschlossen, in ihren Schutzkreis gezogen, in ihrer Geborgenheit verankert – nein, Mama war auch ehrgeizig. Ihr schlauer Junge sollte immer einer der ersten sein. Da war ihr Wille plötzlich ganz unerbittlich. Da konnten ihre Forderungen sich auf einmal auch gegen ihn richten. Da hatte ihr sonst so weicher umhüllender Blick plötzlich etwas Scharfes und Beurteilendes.

Ihr einziger Sohn durfte nicht durchschnittlich sein, auf gar keinen Fall. Alle hatten gesagt, wie klug er sei, wie versponnen, wie fantasievoll. Mama hatte ihre eigenen Gründe, an solchen Beurteilungen festzuhalten, ja, sich daran zu klammern.

Mein Sohn macht alles (wieder) gut

Mama hatte auch ihre eigene Lebensgeschichte – voller Frustrationen, voller Kälte und Ärger über die Eltern, die lieblos waren oder ihr lieblos erschienen. Der Junge sollte alles wieder gut machen. Das war die Bedingung dafür, dass sie ihn umhüllte, ihren Schutzwall errichtete und die Realität nicht wirklich an ihn herankommen ließ.

Nein, keine Frustration für meinen Jungen. Keine Kränkung für mein begabtes Kind! Aber das begabte Kind versagte. Und Mamas Stimme wurde schärfer, ihr Gesichtsausdruck abweisender, und je mehr dies geschah, desto tiefer flüchtete ihr Sohn in die virtuellen Räume, die so viele Züge von Versorgung und Umhüllung aufwiesen, wie er es von Mama gewohnt war.

Ein fataler Kreislauf setzte ein. Zuerst gewann er Freude am Computerspiel, weil es Mama so ähnlich war, und dann veränderte Mama ihr Gesicht, ihre Stimme, weil sie befürchtete, dass ihr Sohn aufgrund seines Computerspiels in der Schule versagte. Je mehr sie sich in ihre Ängste verstrickte und ihren Zwang verstärkte, desto flüchtiger wurde er, desto wendiger bewegte sich der Sohn in den virtuellen Räumen. Er hatte ja von Kind auf gelernt, der Realität zu entgleiten.

So hatte er sich insgeheim, durch Mamas frühe und stets präsente Verwöhnung mit all seinen Eigenarten auf diese Spiele, die Charakteristika der Computer trainiert – das kam ihm jetzt zu Gute. In den Spielen war er geschickt, seine Intelligenz entfaltete sich hier auf fast dieselbe Weise, wie sie sich in den allerersten Schuljahren noch im Unterricht entfaltet hatte.

Im Computer war er wieder ganz daheim, fast wie bei Mama. Nur bei Mama selber stellte sich diese Harmonie nicht mehr ein. Das seelische Zuhause zerrann unter der immer schärfer werdenden Stimme, der härter werdenden Beurteilung, der vernichtenden Klage von Mama: Mein Sohn ist ein Versager.

Nein, er wusste es besser!

Ein Versager war er nicht. Die Gemeinschaften im Online-Spiel versicherten ihm, dass er als Held mit all den charakteristischen Eigenschaften, die ihm im Spiel zugeschrieben wurden, überaus clever umzugehen verstand. Er wusste genau, wann er sich in verzweifelte heldenhafte Aktionen stürzen und feindlichen Heeren entgegentreten konnte oder wann er auf seine Mitspieler Rücksicht nehmen und ihre Unterstützung abwarten musste. Er war trainiert darauf, gleichzeitig ganz im Zentrum des Geschehens und trotzdem schutzbedürftig, unterstützungsbedürftig zu sein. Er hatte dies alles bei Mama gelernt, und Mama verzweifelte nun darüber.

Abschied von Mama

Ein Desaster, es verhärtete sich von Jahr zu Jahr. Schließlich zerbrach etwas in ihm. Seine Hoffnungen lösten sich von der realen Person der Mutter, und er gab sich ganz dem virtuellen Raum des Spieles hin. Er brauchte Mama nicht mehr.

Ihre Verzweiflung war ähnlich der einer verlassenen Geliebten. Verloren hatte sie nicht nur die Zuneigung ihres Sohnes, verlassen wurde sie zugleich von ihren Lebensträumen, die sie an diesen Sohn geheftet hatte.

Natürlich waren ihr diese Zusammenhänge nicht bewusst. Erklärungen scheinbar realistischer Art, vernünftige Erklärungen, lagen ja viel näher. Er muss doch die Schule bestehen, er muss doch das Gymnasium schaffen, wie soll denn das gehen, wenn er Tag und Nacht vor dem Computer hockt? Ihre Befürchtungen waren viel zu rational, als dass man ihnen hätte widersprechen können – und dennoch verbarg sich unter ihnen eine verzweifelte seelische Realität, die sie sich niemals einzugestehen gewagt hätte.

Ihr kluger Sohn spürte die Schwäche, die in ihrem Beharren auf Leistung und Schulerfolg, pünktliche Erledigung von Hausaufgaben und anderen Realitätsbewältigungen mitschwang. Mit ihrer Unsicherheit wuchs zugleich sein Autonomieverlangen.

Aber es war, genau besehen, gar kein Verlangen nach Autonomie – eher war es der Wunsch nach Fortsetzung der Mama-Bindung mit anderen Mitteln. Er fand sie in seiner fiktiven Existenz im Online-Spiel. Unersättlich begehrte er nach

Verschmelzung mit den anderen, mit denen er gemeinsam kriegerische Heere bildete, raffinierte Strategien austüftelte, schließlich selber als ein Held ohne Gesicht, ohne Sprache und ohne Geschichte ins Feld zog, gemeinsam mit den anderen zuschlug, tötete, vernichtete.

Man muss diesem Jungen und seinen Mitspielern, die tagsüber und oft nachts vor ihren Monitoren hocken, nur zuschauen, um ihre seelische Wahrheit zu erkennen: Verschmelzung und Destruktion, das sind zwei Seiten derselben Medaille, zwei Dynamiken derselben seelischen Verfassung. Die Welt soll verschwinden, damit ich allmächtig bin.

Es ist ähnlich wie bei den Magersüchtigen, die mit ihrer Verweigerung des Lebensnotwendigen auch nicht sterben wollen, aber jeden Blick, der sich bewertend auf sie richtet, auslöschen möchten.

Magisches Dasein – in den Spielen ist es fast vollendet präsent, jedenfalls solange die anderen ortlos bleiben, solange sie hinter Codes verborgen agieren, solange alle gemeinsam an einem Traum weben, der Möglichkeitsräume aufreißt, die aber niemals zur Realität vordringen und auch nicht zu ihr vordringen sollen. Sie werden zornig, wenn man sie im Spiel unterbricht. Sie reagieren verständnislos und gekränkt, wenn man sie an häusliche Pflichten oder Schularbeiten erinnert. Sie sind ganz in sich eingesponnen – was wollen denn alle nur von mir?

Verwöhnung oder mangelnde Versorgung, beide treiben ein hybrides Ich-Ideal hervor, das der Welt nicht traut. Die verwöhnten Kinder äußern es bis in die Pubertät hinein eher zurückhaltend, schüchtern, sie träumen sich gern aus der Realität heraus, diejenigen, die unter frühen Versagungen litten, wirken meist hyperaktiv und offensiv, oft werden sie zu kleinen Schlägern (und nicht selten dafür von den anderen auf dem Schulhof bewundert).

Aber letztlich treffen beide Charaktertypen in diesen Online-Spielen wieder aufeinander, behutsamer und eher auf Übereinstimmung mit seiner Gemeinschaft, seiner Gilde bedacht der eine, offensiver und egoistischer – und manchmal bereits aus zwei drei Gemeinschaften ausgestoßen – der andere. Aber ihre Abkehr vom Realen ist dieselbe, ihre Sucht, die immer destruktivere Züge hervortreibt, ebenfalls. Vor dieser seelischen Gewalt zerschellen alle Normalitätsvorstellungen, alle Realitätseinsichten, alle Bindungen an das Soziale Stück um Stück, aus diesem Grund sind spielsüchtige Kinder äußerst schwer in einer Therapie zu erreichen.

Jetzt löst sich Mama von ihrem Sohn – und er atmet auf

Nach diesem notwendigen Exkurs sind wir wieder bei unserem 12-Jährigen, der sich in die virtuellen Realitäten verkroch, um die Ablösung von Mama zu schaffen und die viel zu enge, viel zu verwobene, viel zu wenig Raum gebende Bindung abzustreifen – aber in sich nicht genügend Stabilität entwickelt hatte, um sich von der mütterlichen Versorgung wirklich zu lösen. Seine Spiele waren wie ein Ersatz, in denen sein kleines schlaues Gehirn auf Hochtouren arbeitete, und zugleich – ohne dass er es so empfand – eine Art Umsorgung durch die Lichtwirkungen der Bilder, die Gemeinschaft namens »Harmonie« im Online-Spiel an ihre Stelle setzte.

Wie war ihm zu helfen?

Nein, auf diese Frage gibt es keine befriedigende Antwort. Erst recht keine, die für all die komplizierten kleinen und großen Spieler, die sich der Sucht annähern oder süchtig sind, gleichermaßen gelten würde.

Der Versuch, den ich in diesem Fall gemeinsam mit der Mutter startete, sah nun so aus: Sie musste für ihren Sohn in seelische Vorleistung treten, sie musste einen Abstand herstellen, ohne ihre Zuneigung zu dem Jungen dabei zu mindern, sie musste den großen und schweren seelischen Akt leisten, ein geliebtes Wesen ein Stück weit aufzugeben, ihn ein bisschen zu verlassen, damit er endlich er selber werden konnte. Verwöhnende Mütter sind keine lieblosen – mit diesem Vorurteil wollen wir hier aufräumen. Ihre Liebe ist nur zu umfassend, zu sehr das Kind als Ganzes umgreifend. Die Kinder wiederum, die kleinen Jungen zumal, haben in der modernen Welt zu wenig autonome Regionen, in denen sie die notwendige Distanz zu Eltern und Familie wie selbstverständlich erringen und sich in einer eigenen Kinderkultur austoben, erproben, beweisen (und Niederlagen ertragen) lernen – kurzum, in denen sie ihre Autonomie entwickeln könnten.

Die modernen Kleinfamilien – zumal die der Alleinerziehenden, aber bei weitem nicht sie allein – sind in eine Dichte der Beziehungen, in eine Nähe gezwungen, die sich ab dem 10. Lebensjahr und manchmal auch schon früher als problematisch erweist.

So war es auch hier. Mama musste also ein eigenes Leben beginnen, ohne den Sohn – oder vorsichtiger gesagt: sie musste eigene Befriedigungen, eigene Freude, auch sexueller Art übrigens, erfahren, die nichts mit dem Kind zu tun hatten. Einen Raum ihres Lebens, in dem ihr Sohn möglicherweise sogar störte. Auf jede der kleinen bewussten und unbewussten Abweisungen, die mit ihren eigenen Loslösungen verbunden sein würden, würde er seinerseits mit einem (behutsamen, dann entschlossenen) Schritt in seine eigene Autonomie antworten – jedenfalls dann, wenn er sich trotz allem voll und ganz geliebt wusste.

Diese Mutter war viel zu wenig »Frau« und viel zu sehr nur Mutter gewesen. Viel zu lange Zeit. Das tat ihr nicht gut, und insgeheim wusste sie das auch. Und ihrem Jungen tat es auch nicht gut.

Sie war ja immer noch eine junge, gerade einmal 36-jährige Frau mit eigenen Sehnsüchten und Wünschen. Ein – wenigstens teilweise – eigenes Leben, das nicht immer schon von Erziehung, Schule, Sorgen um den Sohn zugeschnürt war, erschien ihr plötzlich wie eine kleine Befreiung. Sie nahm meine Worte auf, ich spürte erleichtert, wie wenig Einwände ihr einfielen und wie viel Bestätigungen. Das hieß nämlich, dass dieses unruhige heimliche Gefühl, im Leben einiges zu versäumen, schon die ganze Zeit in ihr rumort hatte – sie hatte sich nur nie getraut, es zur Kenntnis zu nehmen, aus Schuldgefühlen, zu denen Mütter gerne neigen, aus Pflichtbewusstsein und natürlich einem Übermaß an Liebe. Ein vernünftiges Maß Liebe reichte ihrem Sohn aber. Das war mein wesentlicher Beitrag zu seiner Loslösung aus der totalen Suggestivität der virtuellen Welt – Mama war immer noch liebevoll und für ihn da, bot ihm aber jetzt auch Raum für seine eigene, seine lebendige Autonomie.

Das Reale ist auch spannend, verführerisch, voller Abenteuer und Möglichkeiten, sich selbst zu beweisen. Das Reale lockt Kinder mindestens ebenso wie die Medien. Das Abenteuer mit Freunden, das Bolzen im Sportverein – behutsam bot ich ihm eins ums andere an. In den Gesprächen mit dem inzwischen 13-Jährigen bemühte ich mich um eine betont männliche Sprache, ein wenig derb manchmal. Ich sah, wie sein Gesicht grinsend aufleuchtete. Das reale Leben hat Wucht und Kraft, Deftigkeit und Aggression, aber selbstbestimmte Aggression.

Wir übten, wie man sich auf dem Schulhof durchsetzt – ich entschuldige mich nachträglich bei allen Toleranz-Trainern und Anti-Gewalt-Programm-Autoren –, ich wollte eine starke männliche Identität in ihm wachsen lassen, ich wollte, dass dieser verspielt-verträumte Knabe zu einem kräftigen Selbstbewusstsein fand. Angelegt war es in ihm, wie in jedem Jungen, nur eben zugedeckt, eingehüllt; er hatte wie unter einer weichen Decke gelebt, wie in Watte gepackt.

Wir hielten der gleitenden Weichheit, die selbst in den destruktivsten Spiel-Szenarien artifiziell aufschimmert, gemeinsam eine kräftig auftretende, gelegentlich auftrumpfende, gelegentlich über das Ziel hinausschießende, kurzum, eine männliche Pubertät, eine Realitätseroberung auf eigenes Risiko und eigene Kosten entgegen. Mit politischer Korrektheit hätte ich ihm nicht helfen können – so aber konnte ich es.

Freilich, das Wichtigste waren die Schritte der Selbstdistanzierung von allzu harmonieseligen und verdrängenden Gefühlen, die die Mutter leistete. Man fand sie jetzt in Discos, die für Dreißigjährige keine Zumutung sind, sie schloss erste neue Männerbekanntschaften, ihr Leben entfernte sich von ihrem Sohn, der darauf mit seiner neuen Rüdheit, dann wieder mit Verzagtheit, schließlich aber – indem er beides integrierte – mit Autonomie antwortete. Ein guter Trainer im Sportclub, ein Mathelehrer, der schon etwas von der Welt gesehen hatte, taten ein Übriges: sie wurden seine Vorbilder im Realen.

Und man mag es drehen und wenden wie man will: Computerspiele haben eine enorme Faszination, aber sie schwitzen nicht, man kann nicht gegen sie hauen, man kann keine Tore schießen, mit aller Körperkraft und einem erschöpften, aber beglückten Triumphgefühl, man kann so vieles nicht. All dem näherte er sich nun, anfangs überbehutsam, dann kräftiger, und Mama stützte ihn darin, indem sie sich leise und liebevoll von ihm entfernte.

Er spielt immer noch, aber keine 30 Stunden in der Woche, erst recht keine 60. Computer- und Online-Spiele sind ein Teil seiner Freizeit, seines Spielvermögens. Daneben gibt es andere Talente. Jedes hat für sich einen besonderen Geruch, ein besonderes Gefühl, eine besondere Befriedigung. Alle zusammen machen die Integrität dieses Jungen aus. Ich glaube, er wird nie wieder in den Sog der Computerspiele geraten und wohl auch nicht mehr auf andere Weise süchtig werden.

Der Wunsch nach Autorität und die Flucht in die Spiele

Ja, sagte er, Disziplin und so, das würde ihm liegen! Der Junge ist 17, hager und aufgeschossen, sein Blick ist forschend und misstrauisch, von einer eigenartigen Selbstgewissheit getragen. Seine Mutter, die neben ihm sitzt, schaut mich erwartungsvoll an. Ob der meinem Jungen helfen kann? Vier oder fünf Therapeuten hatten sie schon aufgesucht. Jedes Mal ohne Erfolg.

Sie war allein zu einem Erstgespräch erschienen, danach kam – zögernd, dann mit mehr Vertrauen – ihr Sohn, in großen Zeitabständen, die wohl Distanz signalisieren sollten. Das Misstrauische, Forschende in den Augen des Jungen verrät eine Unsicherheit, die die beiden tapfer und entschlossen vor sich selbst und anderen verbergen. Ich hatte von Beginn an das Gefühl, als müsse ich mich diesem aufgesetzten »Ich-Gefühl« – der Psychiater Ronald D. Laing hätte von einem »falschen Selbst« gesprochen –, das diesen Jugendlichen trägt, entgegenstellen, entgegenstemmen, um ihn zur Einsicht in die eigene Not zu zwingen.

Aber da war mit kräftigem Widerstand zu rechnen. Von beiden. In Not befindet er sich nicht, er kann sich ja gar nicht in Not befinden. Er, der immer der Klügste war, immer der Schlauste in der Klasse und unter den vielen Cousins und anderen Verwandten ebenso. Wie die Mutter im Vorgespräch mehrfach beteuerte, hatte er immer alles mit links erledigt, Aufgaben in der Grundschule bereits kapiert, bevor die Klassenkameraden mit dem Lernen überhaupt anfingen. Hochbegabt ist gar kein Ausdruck, so war er mir vorgestellt worden.

Zugleich war in dem ersten Gespräch, zu dem die Mutter allein erschien, eine seltsame Unruhe spürbar gewesen. Ihr war gar nicht klar, ob ihr Sohn bereit sein würde, mit mir zu sprechen. Eigentlich mag er Psychologen nicht, versicherte sie mehrmals.

Aber sie wollte trotzdem einen Termin, beharrte auf einem Gespräch – auch dann noch, als ich eigentlich die Bereitwilligkeit ihres Sohnes für eine Beratung oder therapeutische Betreuung zur Voraussetzung eines Erstgespräches machen wollte. Sie drängelte, ihr Sohn sei ihr Ein und Alles, das klang mehr als glaubhaft, ich solle ihn doch nicht fallen lassen.

Immer die Suche nach den Schuldigen

Mein Einwand lag klar auf der Hand. Wer ließ hier wen fallen? Er hatte ja schon die simple Bereitschaft, mit mir nur ein einziges Wort zu wechseln, an geheime, unausgesprochene Verabredungen geknüpft. Sie wurden Zug um Zug im Vorgespräch mit der Mutter erkennbar. Verweigerte ich aber diese eigenwillige Kooperation, die beide mir – unbewusst – aufzwingen wollten, dann würde ich ihn niemals zu Gesicht bekommen. Dann wäre ich eine Gefahr, und er würde ihr ausweichen.

Aber ich wusste ja noch viel zu wenig von diesem Jungen, seine Vorgeschichte erschien wie das befremdliche Desaster eines hochtalentierten Kindes. Wenn ein Leben aber so misslingt, das voller positiver, ja großartiger Bedingungen beginnt, dann muss es in den Augen von Mutter und Sohn – beiden! – auch Schuldige geben.

Mir kam plötzlich der Verdacht, als solle ich – genauso wie andere Psychologen vor mir und die Lehrer erst recht – zum Schuldigen erklärt werden. Als sei die ganze Therapie eine Inszenierung, das Hilfeersuchen eine nervöse Bekräftigung eines Verdachts, den Mutter und Sohn teilten: Alle sind gegen den Jungen, alles stellt sich ihm in den Weg, alle wollen ihm übel. Dieser Verdacht wurde mit so viel Vehemenz schon im Vorgespräch beschworen, dass man sich kaum traute, die naheliegende Frage zu stellen, warum so unterschiedliche Menschen und Institutionen, Gleichaltrige, Lehrer und Psychologen, ein Interesse daran haben sollten, ausgerechnet ihrem Sohn zu schaden.

Ja, es wurde schon in den Botschaften der Mutter angedeutet und bestätigte sich: dieser schlaue, selbstverliebte und ein wenig träge 17-Jährige erfand eine Welt, die sich gegen ihn stellte. Und die Mutter bekräftigte ihn darin. Er kam gar nicht auf den Gedanken, dass es genau umgekehrt sein könnte: dass nicht die Welt sich gegen ihn, sondern er sich gegen die Welt stellte und dass die Mutter ein Interesse daran hatte, dass er sich in seiner Umwelt nicht zurechtfand.

Er kam dann zweimal für eine Stunde, wir hatten geredet, ein bisschen gespielt, ein bisschen geübt und in diesen beiden Stunden hatte sich ein merkwürdiger Wandel gezeigt. Der zunächst hochgradig selbstbewusst auftretende Junge, der das Gespräch mit mir führte wie eine Prüfung, in der es darum ging, ob ich seiner Intelligenz gewachsen und seiner Argumentationskraft würdig sei – diese in einen seltsam abstrakten Nebel gehüllte Selbstgewissheit (die zu seinem realen Schicksal, das eine Niederlage nach der anderen nach sich zog, in so merkwürdigem Kontrast stand) war bereits nach der ersten Stunde erschüttert. Dann erschien er mehrere Monate nicht, um unerwartet anzurufen und um einen Termin zu bitten.

Ich fragte nicht nach der Ursache seines Fernbleibens, ließ aber durchblicken, dass es in unserer gemeinsamen Arbeit um sein Leben, sein Schicksal ging, nicht um meines. Ich deutete an, dass es mir letztlich gleichgültig sein könne, ob sein weiteres Leben eine fortwährende Kette von Kränkungen und Niederlagen bilden werde oder nicht, fügte dann aber, als ich sein Erschrecken bemerkte, sogleich hinzu, dass ich – aus welchem Grund auch immer – eine durchaus ernsthafte Sympathie zu ihm gefasst hätte, keine wundervoll-überschwängliche, aber eine ruhige, verlässliche.

Irgendetwas war faszinierend an diesem Jungen, nicht seine hochgradige Intelligenz, von der im Gespräch wenig zu spüren und die möglicherweise nichts anderes war als ein Symptom, eine Erfindung zur Bewältigung eines noch unerforschten Konflikts. Mich faszinierte sein forschendes Misstrauen.

Wenn er misstrauisch sein durfte, wurde er klug

Sobald er misstrauisch und feindselig wurde, funktionierte seine Intelligenz, seine Intuition schien dann wie hoch gespannt, seine Aufmerksamkeit wie geballt. Er ließ alle Eindrücke in sich hineinfließen, die sein Misstrauen und damit sein Missfallen an der Welt bestätigten, und reagierte auf den kleinsten Anlass intuitiv und heftig (und Anlässe gibt es in jedem Leben, aber in seinem in besonderer Weise, ja oft genug). Er war offenkundig geradezu bemüht um die Fortschreibung seines Unglücks.

In dem Moment, als ich ihn genau mit diesem Punkt konfrontierte, ihn darauf aufmerksam machte, dass er sich aus Gründen, die mir auch nicht klar seien, offenkundig nicht mit der Welt versöhnen könne und vielleicht nicht versöhnen dürfe, genau in diesem Augenblick brach seine Haltung zusammen. Nein, es war kein dramatischer Zusammenbruch, kein Weinen oder irgendeine ähnlich geartete Verzweiflung, es war mehr ein Innehalten. Ein Stillstand. Für einen Moment schien die Zeit tatsächlich stillzustehen, unser Gespräch verharrte, es drehte sich sozusagen wie in einer Spirale, weil es noch immer nicht den zentralen Punkt berührt, aber immerhin indirekt angesprochen hatte.

Wir bewegten uns auf ein verborgenes Motiv hin, man spürte den schnellen Wechsel von Abwehr und Zutrauen, der seine Worte, seine Haltung, den Blick, den er auf mich richtete, kennzeichnete. Wieder fiel mir auf, dass ich diesen Jungen mochte, nicht nur seiner Sensibilität wegen, auch nicht wegen seiner Intuitionskraft, nicht wegen seiner Not. Da war eine Härte in seiner Weltsicht. Eine Entschlossenheit, selbst um den Preis eines unglücklichen Lebens an einer schon als Kind ausgeprägten Welthaltung weiterzustricken, empfindsam und unbeirrt. So viel Entschlossenheit – das hatte etwas Heldenhaftes, wenn Helden nicht so aus der Mode gekommen wären.

Nun ja, die Interpretationen lagen dann bald auf der Hand. Mama und Sohn hatten eine Front gegen die Welt gebildet, weil die Welt sich zwischen sie schob, weil die Realität mit ihrer Eigengesetzlichkeit, ihrem eigenen Anspruch die dichte Bindung zwischen Mama und Sohn zu zerreißen drohte. Dagegen hatten sich die beiden gewehrt, erst recht, als der Junge in die Schule kam.

Solange er mit seiner tatsächlich überdurchschnittlichen (wenngleich keineswegs überragenden) Intelligenz die Aufgaben spielerisch bewältigte, konnte man sich die Welt und ihre Anforderungen vom Leib halten. Als die Anforderungen freilich komplexer wurden und ein gewisses Bemühen des Kindes vorausgesetzt hätten, sich also in die Lebensmitte dieser kindlichen und dieser mütterlichen Existenz zu schieben drohten, versagten beide der Realität ihre Zustimmung.

Lieber stürzte er ab, lieber verachtete er die Lehrer – und seine Mutter tat es mit ihm –, als dass sie diesem Realitätsanspruch nachgekommen wären. Die Wirklichkeit war eine Anmaßung, so empfanden sie es – ein Motiv, das man bei narzisstischen Menschen und eben bei Computerspielsüchtigen immer wieder antrifft.

Er hatte die Realität aufgegeben und seine Mutter hatte ihm heimlich ihre Zustimmung erteilt. Die Besuche bei Psychiatern, wenn die Niederlagen allzu unerträglich erschienen, waren, wie ich von Anfang an gespürt hatte, Inszenierungen, um der Welt ihren feindlichen Charakter nachzuweisen. Keiner verstand ihn, alle wollten ihn nur in eine Norm zwingen, die seiner Einzigartigkeit nicht entsprach. Die Haltung, die Mutter und Sohn zu jedem Hilfsangebot einnahmen, war ganz eindeutig.

Zugleich muss man zugeben, dass sie keineswegs in allen Punkten Unrecht hatten: Viele pädagogische und psychologische Hilfestellungen sind tatsächlich nichts anderes als der Versuch, ungewöhnliche junge Menschen in die Gewöhnlichkeit einer Alltagsnorm zu zwängen. Es war ein merkwürdiges wechselseitiges Kasperle-Spiel, das zwischen den Psychologen und den Lehrern entfaltet wurde, den Sonderschullehrern, die ihm ein mangelndes Leistungsvermögen nachweisen wollten, was in der Gegenreaktion nur die Gewissheit von Mutter und Sohn verstärkte, dass ihr Kind ein weit überdurchschnittliches, von solchen normativ eingestellten Lehrkräften gar nicht zu beurteilendes Kind sei – ein dummes Spiel eigentlich, wechselseitig dumm. Insgeheim muss in diesem Jungen die Sehnsucht geschlummert haben, das Kasperle-Spiel zu beenden, den Druck von beiden Seiten zu zerreißen.

Der Helfer muss ein Außenseiter sein

Dazu würde es ausreichen, wenn ich ihm glaubhaft machen konnte, dass ich nicht auf Seiten der Alltagsnorm und der Gewöhnlichkeit stand, ihm zugleich zwar seine Besonderheit, seine außerordentliche Eigenart nicht bestritt, sondern bestätigte, sehr wohl aber seine Lebenslüge in Frage stellte. Diese von beiden so fortlaufend betonte überragende Intelligenz, die sie gemeinsam inszeniert hatten, um sich der Bewertungen der Außenwelt zu entziehen – war sie wirklich das, was seine »eigene Art« ausmachte? Oder gab es da etwas anderes, das wir gemeinsam herausfinden könnten?

Das muss für ihn eine seltsame Begegnung gewesen sein: ein Gegenüber, zu dem er zögernd, aber dann doch überraschend schnell Vertrauen aufbaute. Ich hatte durchaus das Gefühl, als stehe er hilflos neben sich, während sein Misstrauen zerfiel. Ich als ein Erwachsener, der nie ganz die Empörung über den miesen Zustand der Welt aufgegeben hatte – und ihm insofern ähnlich war und einige seiner Grundüberzeugungen oder -gefühle teilte – und der sich dennoch in dieser Welt zurechtzufinden schien, ja, sich irgendwie sogar mit der miesen Welt versöhnt hatte. Da wusste er plötzlich weder ein noch aus.

Das Misstrauen war nicht aufrechtzuerhalten, aber das Beharren auf seiner Einzigartigkeit konnte und sollte er auch nicht aufgeben. Das hätte ihn seelisch weit überfordert. Aber wie war beides zu verbinden?

Diese Verbindung genau war es, die er mit seinen eingangs zitierten Sätzen, an einem vierten Termin mit seiner Mutter gemeinsam, aussprach: Disziplin, ja, das wäre was! Wenn nämlich die Alltagsrealität, die er verachtete, plötzlich Schärfe und Härte, Kanten und Schneisen zeigte, an denen man sich verletzen konnte, wenn die Realität also gefährlich und aggressiv wurde, wie er sie (und sich selbst) in seinen heimlichen destruktiven Träumen sah, dann war auch der Zugang zu ihr möglich.

Die Realität musste als spannungsreich erscheinen, damit eine neue Deutung seiner fatalen Wirklichkeitsverleugnung für ihn möglich wurde. Es war fast so, als hätte er über Jahre hinweg nach einer Person gesucht, die das Reale in dieser Weise zu formulieren verstand: als harte, faszinierende, abgründige Kraft. Als etwas, in das man hineinstürzen konnte, als etwas, das einen verschlingen konnte – als Gefahr also, aber eine, die den dunklen Gefühlen, die er mit Mama teilte, entsprach und gleichkam.

Und endlich kam eine zweite Wahrheit auf den Tisch, die beide bisher verschwiegen hatten: seine Computerspiele, Tag und Nacht, ausdauernd, endlos. Hier hatte er denselben Kompromiss, den er nun mit mir einging, bereits lebendig werden lassen. Diese Spiele hatten auch (beinahe) die Kraft der Realität. Sie waren ja existent und hatten doch Kälte und Weite, Schärfe und Härte. Sie hatten auch die ungeheure Destruktion, die in diesen magischen Lichtbildern so faszinierend und suggestiv aufscheint. Auch diese Wirklichkeit im Monitor verschlang ihn.

Mit allen Sinnen bewegte er sich in dem Kampfgelände, mit aller Macht ordnete er sich den in diesen Spielen lenkenden und befehlenden Autoritäten unter, mit ungeheurer Intensität suchte er in dem Spielgelände, das durch unruhige Bewegungen und jederzeit aufbrechende gefahrvolle Momente gekennzeichnet war, nach dem Feind, den es zu besiegen galt. Dort endlich fand er Gefallen an Anforderungen, die mehr waren als nur Mama und er selbst.

In diesen Spielen riss der Befehl der lenkenden Autoritäten ihn von sich selbst los. Und dieselbe Konstellation suchte er nun im Gespräch mit mir auf. Ich hatte, teils intuitiv, seinen narzisstischen Empfindungen nachgespürt. Ich provozierte seine Fantasien von Uniformen, von einem Gehorsam, der mit der Einzigartigkeit des Kämpfers zusammenfloss. Das, so hatte er schon in der zweiten Stunde eingeräumt, könnte ein Berufsziel für ihn sein: das Sondereinsatzkommando, am besten mit hartem Drill, mit Unterordnung und einer mit Regeln verknüpften Erlaubnis zur Aggressivität, die wie ein Schatten über ihm, seinem Misstrauen, seiner übermäßigen Mama-Bindung lag. Alle Motive kamen zusammen – es hätte ihm wenig geholfen, sie weiter zu analysieren. Ich hätte ihn nur in seine Computerfantasien zurückgetrieben, wenn ich versucht hätte, sie ihm durchschaubar zu machen oder abzumildern.

Nein, es ging darum, den dort wirkenden Faszinationen, die zu Anteilen eine Flucht weg von der mütterlichen Umhüllung waren und zu gleichen Anteilen eine Flucht zurück zu ihr, ein Festklammern bei intensivem Bestreben, sich abzuwenden – so paradox ist die menschliche Psyche manchmal – es ging also darum, diesen Faszinationen einen Realgehalt zu geben. Je mehr Realitätskraft, desto besser – aber das ist nur die eine Seite. Die andere heißt: Aus der inneren Spannung, ja Diskrepanz, der Zerreißprobe seiner Psyche würde ihn nur die Erfahrung einer befriedigenden Realität herausholen. Meine Aufgabe war es, die Voraussetzungen mit ihm gemeinsam zu schaffen, dass seine Ziele realisierbar erschienen.

»Ich bin etwas Besonderes« – an dieser seiner Selbsteinschätzung hielt ich fest. Ich versuchte sie nicht zu erschüttern. Ich stützte sie, indem ich ihr Realitätskraft zu verleihen versuchte. Das hieß konkret: Computerspiele am Wochenende. Allenfalls. Besser gar nicht mehr. Konkret: Arbeitsplan – aber nicht mit dem Ziel, einer Norm zu gehorchen – da hätte ich absolut keine Chance gehabt, sondern um seinem selbstbezogenen und misstrauischen Ich die Chance zu eröffnen, sich zu beweisen. Ohne Verleugnung vor sich und anderen, ohne Schuldzuweisungen, die immer ein Maß an Aggressivität zurücklassen, mit denen eine jugendliche Psyche schwer zurechtkommt – stattdessen die Klarheit, die massive Herausforderung, die Disziplin eines eigenen Willens, verkörpert in einem klaren Ziel. Ohne Schulabschluss kein Sonderkommando, keine Uniformen, keine Schärfe und Härte seiner Tagträume.

Ja, sagte er – und seine Mutter hörte es stumm und verwundert – Disziplin, genau das suche er. Das habe ihm gefehlt. Die ganze Zeit. Sie hatte ihn immer nur anders kennen gelernt. Fordernd, undiszipliniert, mürrisch und feindselig gegen die ganze Welt und deshalb manchmal auch gegen sie. Das war ihre Art von Bindung, im Verbund mit der Beschwörung seiner einzigartigen Intelligenz. Sie würde beides aufgeben müssen. Eine große Aufgabe lag da vor ihr.

In der nächsten Stunde überraschte er mich. Seine Entschlossenheit war energischer, als ich ihm zugetraut hatte. Ich hatte mich auf eine längere Zeit von Hin und Her, Rückfällen in die Selbstvergessenheit der Computerspiele eingestellt, ein Nachlassen seiner ungeübten seelischen Kräfte.

Er strahlte mich an. »Wissen Sie, was ich gemacht habe?«, fragte er. »Ich habe meine gesammelten Punkte, meine Position in der Gilde« – also die Bedingungen dafür, dass er online weiterspielen konnte – »bei eBay verkauft«.

Welch ein Willensakt. Welch eine Härte gegenüber sich selber. Wer diese Spiele kennt, die verwobenen Freundschaften im Anonymen einmal mitgemacht, die Freude über einen Sieg empfunden hat, der Bewunderung bei der ganzen Gruppe auslöst, vermag diese Leistung einzuschätzen. »Du bist echt ein starker Typ«, sagte ich. »Aber das habe ich gleich gesehen!« Und das war nicht nur ein therapeutischer Satz.

Viel Verwöhnung, dann die Fiktion und dann die Sucht

Zu viel Nähe, die sich nach innen hin keine Grenze setzt, führt leicht zum unversöhnlichen Auseinanderbrechen einer Bindung. So war es auch zwischen diesen beiden. Je heftiger

der Junge seinen Cyber-Traum verteidigte, desto verzweifelter, schließlich abwehrender und feindseliger wurde die Mutter. Jeder Schritt, der sie auseinander trieb, war nunmehr von
unversöhnlichen Empfindungen belastet. Desto tiefer trieb es
ihn in den heroischen Cyber-Traum.

Nichts tröstete ihn so sehr wie sein Spiel. Nichts ließ ihn die
Feindseligkeit auch von Mama so bereitwillig aushalten wie
seine Existenz im Online-Spiel. Seinen Heroismus verwechsel-
te er mit charakterlicher Stärke. Eine andere hatte er nicht.
Was er für Autonomie und Selbstbewusstsein hielt, war in
Wirklichkeit eine Verstrickung, nein, eigentlich waren es zwei
Verstrickungen, die eine unaufgegebene zu Mama, die sich so
paradox verkehrt hatte, und die andere zu dem Spielgelände,
in dem er auch kein Gran »Ich« aufrechterhalten konnte.

In diesen Spielen ist sehr viel vorgeschrieben, fast jede Eigenschaft ist festgelegt, jede Charakteristik ist von der Community oder der technischen Konstruktion vorgegeben. Nirgends ein »Ich-Selbst«.

Je tiefer er in dieses Gelände eindrang, desto heftiger
wehrte er Ansprüche der Alltagswelt ab. Er konnte gar nicht
anders. Ob man dies Sucht nennen mag oder anders, was
macht es für einen Unterschied? Tatsache ist, dass er in eine
gewisse Unentrinnbarkeit im Sog der Spiele, der Daten, der in
ihnen aufbewahrten Gemeinschaften, der virtuellen Coramu-
nities, eingebunden war und eine Alternative nicht zu erkennen vermochte.

Alltag ist spießig, sagt der Computer

Natürlich war Schule ihm gleichgültig, lästig bis zum Über-
druss, die Lehrer langweilten ihn so sehr, dass er sie nicht
einmal mehr verabscheute. Ihn störte einfach ihre aufdring-
liche Existenz.

Wer sich Ziele setzte (wie seine zunehmend verzweifelte
und schließlich resignierte Mutter, die sich ein Schulziel für

ihren Sohn gesetzt hatte und davon nicht ablassen wollte), wer mit hoher Motivation eine Absicht verfolgte oder ihm gar mit moralischen Vorschriften kam, der war für ihn ein müder Spießer, den stieß er gelangweilt zur Seite, fast ohne seelische Regung. Bindungen an Erwachsene, die sich dann schließlich doch als Moralapostel zu erkennen gaben, lösten nicht einmal mehr eine Enttäuschung aus. Er vergaß sie einfach, er ging da nicht mehr hin, wo er solche Leute vermutete. Er wich ihnen aus. Im Ausweichen war er immer schon geschickt, sich einer Aufgabe oder einer Person zu stellen war nicht »sein Ding«.

So stellte er mit seinen 14 Jahren ein typisches Beispiel für einen Spielsüchtigen dar, der kaum eine klassische Pubertät durchlief. Mädchen interessierten ihn nicht, seine erwachenden sexuellen Impulse waren schwach. Die überwältigenden Bilder im Internet überlagerten jedes Interesse an allem anderen, auch das Interesse am anderen Geschlecht.

Noch mit 16 Jahren war er ein Mama-Söhnchen, das allerdings in verzweifelter Weise mit Mama überworfen war, noch mit 18 war er ganz den autoritären Spielkonstruktionen und Vorgaben der Spielergemeinde ergeben. Noch mit 20 hatte er keinen eigenen Willen und wusste nicht, wie er sich ein eigenes Lebensziel setzen sollte. Seine Schulkarriere war inzwischen gescheitert.

Aus mir wird was ganz Tolles – Wann? – Nie!

Er trieb sich als Aushilfsreparateur in einer kleinen Computerfirma herum, jeden Tag konnte er entlassen werden. Auf einem Arbeitsvertrag hatte er nicht bestanden, er wusste gar nicht, was Verträge sind. Absicherung kannte er in seinem Leben nicht, er hatte ja immer nur gelernt, von allen und jedem versorgt zu werden.

Was sollte aus ihm werden? Wenn ihm die Mutter oder der Vater besorgt diese Frage stellte, dann schwieg er verbissen.

Doch manchmal brach der von den vielen Spielen stimulierte Narzissmus durch, völlig realitätsfremd, aber selbstgewiss: Ihr werdet noch sehen, aus mir wird etwas ganz Besonderes. Ich werde euch noch mit Geld überhäufen. Ihr werdet alle noch staunen! Seine Realitätsbindung war so schwach, dass er gar keine Chance gehabt hätte, seine eigenen Aussagen zu überprüfen und zu relativieren. Er kam auch gar nicht auf die Idee. Immer noch wusste er zwischen Realität und Fiktion zu unterscheiden, er wusste sehr wohl, dass er inzwischen ein glänzender Spieler im Virtuellen und ein Versager im Realen geworden war. Aber etwas hatte sich, als er fast dreißig war, geändert: es war ihm einfach gleichgültig. Ihm wird keiner mehr helfen, er wird es auch nicht zulassen.

So sind sie alle: gehetzt und orientierungslos

Angesichts dieser Beispiele mag man davon sprechen, dass das moderne Selbst, das diese Kinder und Jugendlichen entwickeln, ein ganz anderes geworden ist. Es befindet sich gleichsam in einer fortwährenden Metamorphose, in der die eigene Lebensgeschichte, wenn nicht geleugnet und ausgelöscht, so doch zur Seite gedrängt wird. Fortwährend ist alles anders, jede Erfahrung wird gleich wieder überschritten und verändert – oft auf ganz disparate Weise. Es ist eine zerrissene Welt, in der die modernen Kinder ihre Orientierungen suchen müssen.

Die Unsicherheiten sitzen tief, der frühe Alkoholkonsum vieler, die viel zu ausgeprägte Selbstdefinition, die Identifikation über alberne Markennamen weisen darauf hin, überdeutlich. Die Welt reflektieren, sich in ihr spiegeln und sich in ihr zu Geltung zu bringen – wie schwierig das geworden ist!

Jeder Mensch ist darauf angewiesen, sein Selbst auch vor anderen zu repräsentieren, sich darzustellen. Bei den aggressiven Jugendlichen, die von den Hauptschulen abgehen und kaum eine soziale Chance haben, finden wir dieses Bedürfnis nach Repräsentation in besonderer Weise. Beim geringsten Anlass schlagen sie um sich, mal noch halb im Scherz, mal halb im Ernst, oft genug in bitterem Ernst. Sie tun es, um sich zu behaupten, um sich bemerkbar zu machen. Dieses Bemerktwerden – das Angesehensein, das »Ansehen« – ist der Kern jeder Selbstrepräsentanz. Wo sie versagt oder nicht verlässlich genug, nicht stabil genug ist, da suchen die Jugendlichen nach Auswegen. Sie finden sie im virtuellen Raum. Dort ist alles anders. Hier gibt es nur Repräsentationen von fiktiven, aber seelisch oft intensiv »besetzten« Ichs. Hier greift jedes handelnde Ich permanent über sich hinaus. Aber im virtuellen Raum macht das keine Angst. Es ist ja jedes Mal alles wieder offen. Man kann immer wieder neu beginnen – anders als in der Realität mit ihren zahllosen verschlossenen Türen.

Diese Erfahrungen im Netz sind, die Jugendlichen wissen es, auch in der Realität wirksam. In der Macht des Börsengeschehens bis in die industriellen Ausbildungs- und Arbeitsplätze, bis in die Familien hinein, kurzum: sie prägen in markanter Weise das Selbstverständnis junger Menschen auch im Realen.

Der moderne Mensch muss immer »online« sein. Was früher vor allem Geschäftsleute betraf, die auf Bahnsteigen und Flughäfen permanent telefonierten und überall erreichbar waren, gilt heute für die ganze Gesellschaft: Jung und Alt, Arm und Reich bewegen sich in einer Permanenz von Kommunikation via SMS, Facebook und Twitter. So herrscht im Alltag oft die gleiche Situation, wie sie ein Jugendlicher aus *World of WarCraft* kennt: gehetzte Erwachsene, die ihren eigenen Fiktionen nachjagen, nur dass es im realen Leben gestresste Lehrer, resignierte Väter und überforderte Mütter sind – keine Vorbilder, die gegen die Erfahrungen im virtuellen Raum ankommen.

Wir haben es mit einer Verhaltensrevolution zu tun, nichts Geringerem. Nein, hier von einem gesellschaftlichen »Trend zur Individualisierung« zu sprechen, wie es allenthalben zu lesen ist, greift entschieden zu kurz. Was wir beobachten, ist vielmehr eine Art Selbstsucht ohne Selbst, eine Egozentrik fast ohne Ego. Ein Schicksal ohne Tragik, das zugleich sehnsuchtsvoll und verzweifelt nach den Sternen greift.

3rd Task – Verstehen

Die Hintergründe und
Mechanismen der
Herausbildung einer
Computersucht

Der Computer als Krücke

Wenn jemand ein Bein verloren hat und nur noch mit Hilfe von Krücken laufen kann, dann ist er – zumindest dann, wenn er sich weiter fortbewegen will – von diesen Krücken abhängig. Niemand käme auf die Idee zu behaupten, diese Abhängigkeit sei durch die Krücken erzeugt worden.

Computer sind im Grunde auch nur Krücken, mit deren Hilfe man etwas machen kann, was man ohne sie nicht machen könnte: komplizierte Rechenoperationen ausführen, gespeicherte Informationen abrufen oder neue Informationen abspeichern, E-Mails verschicken und empfangen, im Internet surfen oder in virtuelle Bilderwelten eintauchen. Wer so etwas machen will oder muss, braucht einen entsprechend programmierten Computer mit der dazugehörigen Ausrüstung und der für den Betrieb dieses Geräts erforderlichen Energieversorgung.

Ein Beinamputierter, der sich weder fortbewegen wollte noch müsste, bräuchte keine Krücken. Wenn er kein Bedürfnis zur Fortbewegung verspürte, ließen ihn die ausgeklügeltsten Gehhilfen und die verführerischsten Angebote solcher Geräte einfach kalt. Ein Mensch, der nichts braucht, nichts will und kein Bedürfnis nach etwas hat, das sich nur durch den Einsatz gewisser Hilfsmittel stillen lässt, kann auch nicht von diesen Hilfsmitteln abhängig werden.

Aber ein solcher Mensch wäre kein Mensch mehr. Denn die Bedürftigkeit ist nicht nur ein wesentlicher Teil unserer natürlichen Ausstattung. Sie war und ist auch die entscheidende Triebfeder unserer intellektuellen, sozialen und kulturellen Entwicklung. Der Mensch ist biologisch betrachtet in jeder Hinsicht ein Mängelwesen – zu langsam zur Flucht, zu schlecht gebaut, zu leicht verwundbar, zu mangelhaft behaart, zwar einigermaßen gut im Laufen, aber mangelhaft im

Schwimmen und unfähig zum Fliegen. Überleben konnten unsere Vorfahren daher nur, indem sie ihr Hirn benutzten, um all diese Defizite einigermaßen auszugleichen, nicht zuletzt durch die Erfindung immer neuer Hilfsmittel und Geräte. Wir sind also im Grunde alle »Behinderte«. Und um all die vielen angeborenen Defizite und Unzulänglichkeiten zu kompensieren und unsere vielfältigen Bedürfnisse zu stillen, nutzen wir all das, was uns dafür an Erfindungen, Geräten und Maschinen zur Verfügung steht: Autos zum Fahren, Flugzeuge zum Fliegen, Schiffe zum Schwimmen, Öfen zum Heizen, Kühlschränke zum Frischhalten, Fernseher zum Fernsehen, Telefone zum Telefonieren, und nun eben auch Computer zum Mailen, Surfen und Chatten, zum Speichern und Abrufen von Daten, zum Generieren von und zum Agieren in virtuellen Welten. Aber es sind nicht diese Geräte, sondern unsere jeweiligen Bedürftigkeiten, die uns davon abhängig machen.

Wir brauchen Öfen dort, wo es zu kalt ist, Kühlschränke dort, wo es nicht möglich ist, Lebensmittel anders aufzubewahren oder zu konservieren, Transportmittel dort, wo man anders nicht (mehr schnell genug) hinkommt. Und immer dann, wenn Menschen solche »Krücken« benutzen, um besser als bisher überleben zu können oder einen gravierenden Mangel oder eine Behinderung zu kompensieren, finden wir das in Ordnung. Die sich daraus ergebende Abhängigkeit halten wir für ganz normal.

Sobald jedoch jemand eine solche »Krücke« dazu benutzt, um ein tiefes seelisches Unbehagen, eine Störung seines emotionalen Gleichgewichtes zu überwinden, um also ein anders nicht (oder nicht mehr) stillbares Bedürfnis mit einem solchen Hilfsmittel zu befriedigen, finden wir das nicht in Ordnung. Die sich daraus entwickelnde Abhängigkeit erscheint uns dann als »unnötig« als »nur psychisch« bedingt, als irgendwie »unnormal«. Deshalb betrachten wir solche Personen nicht als bedürftig oder behindert, sondern als süchtig.

Auf den ersten Blick scheint das sogar gerechtfertigt zu sein. Kein Tier wird von einem Bedürfnis abhängig, das über das hinausgeht, was für das Tier überlebenswichtig ist: Angeborene Verhaltensprogramme, Triebe und Instinkte sorgen dafür, dass es am Leben bleibt und sich nach Möglichkeit auch fortpflanzt. Aber Menschen sind eben keine Tiere. Schon bei den lernfähigeren Tieren, die wir als Haustiere halten, bei Hunden zum Beispiel, entsteht bisweilen eine emotionale Abhängigkeit. Sie kann so weit gehen, dass der Hund beim Verlust seiner »Bezugsperson« nicht in der Lage ist, die daraus resultierende Störung seines emotionalen Gleichgewichts mit Hilfe seiner angeborenen Überlebensinstinkte unter Kontrolle zu bringen. Viele Hunde werden dann »depressiv«, manche sterben sogar – wenn man so will, an gebrochenem Herzen, d. h. an einem tiefen inneren Bedürfnis, das sich durch nichts mehr stillen lässt.

Bedürfnisse, mehr soll dieses Beispiel nicht illustrieren, sind also durchaus nicht nur »Einbildungen«, die man beliebig verändern und daher auch jederzeit einfach wieder loslassen kann. Solche »Einbildungen«, solche ungestillten Bedürfnisse können beim Menschen mit seinem im Vergleich zum Hund viel stärker durch Erfahrungen prägbaren Gehirn bisweilen so stark werden, dass der betreffende Mensch – vor allem dann, wenn er noch relativ jung und unerfahren ist – bei ihrer Nichterfüllung zu sterben bereit ist und womöglich sogar Selbstmord begeht.

Ungestillte Bedürfnisse können eine ungeheure, für jeden Außenstehenden kaum vorstellbare Kraft entfalten. Wer mit solchen Bedürfnissen herumläuft, ist empfänglich für jeden Strohhalm, für jedes Hilfsmittel, das ihm irgendwie hilft, sein emotionales Gleichgewicht wieder herzustellen. Ein solcher Mensch ergreift jede nur irgendwie nutzbare »Krücke«, die es ihm ermöglicht, das zu kompensieren, was ihm so schwer zu schaffen macht und was er anders nicht zu bewältigen imstande ist.

Gerade bei Jugendlichen, die in unsere gegenwärtige Welt hineinwachsen und die nach etwas suchen, was sie dort nicht finden, etwas, das ihnen hilft, weiter wachsen und über sich hinauswachsen zu können, gerade bei ihnen ist leicht absehbar, wie eine »Krücke« auszusehen hat, die sich als besonders attraktiver Ersatz für das eignet, was ihnen fehlt: Es muss neu sein und möglichst auch wenig attraktiv für all jene, von denen diese Kinder und Jugendlichen ohnehin keine Hilfe mehr bei der Lösung ihrer Probleme erwarten. Es sollte beherrschbar, also kontrollierbar, auch irgendwie überschaubar sein, d. h. klaren Regeln folgen. Es sollte die »Belohnungszentren« im Hirn möglichst effizient aktivieren, nicht zuletzt dadurch, dass es die Möglichkeit bietet, Fähigkeiten und Geschicklichkeiten auszubilden, über die andere nicht verfügen. Es sollte also das Ego aufwerten.

Noch vor 20 Jahren wären eben solche Geräte oder Computer, die all das gleichzeitig leisten sollten, kaum vorstellbar gewesen. Heute sind sie längst Realität geworden. Sie müssen den dafür besonders empfänglichen Kindern und Jugendlichen nicht mit aufwändigen öffentlichen Werbekampagnen angeboten werden. Wer diese »Krücken« braucht, sucht und findet sie, und zwar mit an Sicherheit grenzender Wahrscheinlichkeit. Aber nicht alle, die diese Hilfsmittel benutzen, werden davon süchtig. Wir müssen also weiterfragen …

Wie Autobahnen im Gehirn entstehen

Nicht nur die Hirnforscher mussten sich damit abfinden, dass viele ihrer bisherigen, in der Öffentlichkeit verbreiteten Vorstellungen sich nicht nur als unzutreffend, sondern sogar als irreführend erwiesen haben. Auch vielen anderen Menschen, die diese Vorstellungen übernommen haben, fällt es recht schwer, sich nun wieder von ihnen zu lösen. Es schien ja zunächst sehr einleuchtend, dass unser Gehirn so ähnlich aufgebaut ist und so ähnlich funktioniert wie eine besonders komplizierte Maschine. Nun aber zeigen die neueren Erkenntnisse der Hirnforscher, dass das menschliche Gehirn eben ganz offensichtlich nicht so wie Autos, Kühlschränke und Waschmaschinen nach einem bestimmten Bauplan (dem »genetischen Programm«) zu einem fertigen Produkt zusammengebaut wird. Es funktioniert auch nicht so, wie diese mehr oder weniger kunstvoll zusammengesetzten Maschinen. Beim Auto braucht man nur immer wieder den richtigen Brennstoff nachzufüllen und gelegentlich den Reifendruck und den Ölstand zu kontrollieren, damit es funktioniert. Aber das Gehirn ist eben kein Auto, mit dem man so lange herumfährt, bis alle Teile so stark abgenutzt und verschlissen sind, dass man es schließlich – mit oder ohne TÜV-geprüfter Demenz – auf dem Schrottplatz abliefert.

Noch bis heute liest man immer wieder in den Zeitungen, dass ein erwachsener Mensch tagtäglich etwa zehntausend Nervenzellen verliert, auch dass Intelligenz und Faulheit angeboren sind. Es wird uns eingeredet, dass es Glückshormone sind, die uns froh machen und dass Liebe deshalb entsteht, weil im Gehirn besonders viele Bindungshormone gebildet und freigesetzt werden – im Frühjahr vermutlich. Depressionen, so steht es bis heute in den Prospekten der Psychopharmakahersteller, seien das Ergebnis eines Serotoninmangels im Hirn und bei unruhigen, hyperaktiven und aufmerksamkeits- gestörten Kindern werde im Gehirn zu wenig Dopamin ausgeschüttet. Mit den entsprechenden Pillen lassen sich solche »Stoffwechselstörungen« aber gut reparieren – heißt es.

All das waren durchaus einleuchtende Erklärungen – jedenfalls solange man noch davon ausgehen konnte, dass das von den Hirnforschern im vorigen Jahrhundert entwickelte und verbreitete Maschinenmodell tatsächlich auf die Vorgänge im menschlichen Gehirn übertragbar und anwendbar ist. Glücklicherweise hat sich dieses Maschinenmodell aber nun angesichts der neueren Erkenntnisse der Hirnforscher als eine völlig unzutreffende Beschreibung und als nicht auf das menschliche Gehirn übertragbar erwiesen.

So haben die Hirnforscher damit begonnen, umzudenken. Und mit ihnen werden nun auch all jene umdenken müssen,

die diese alten mechanistischen Vorstellungen zur Grundlage ihres Denkens und Handelns gemacht haben: Dazu zählen
nicht nur manche Eltern, die der Meinung sind, das Gehirn
ihrer Kinder entwickle sich von allein, egal, ob sie draußen
spielen, ob sie lesen, Musik machen oder vor ihren Fernse-
hern oder PCs hocken. Das betrifft auch Erzieherinnen und
Lehrerinnen, die meinen, man müsse den Unterrichtsstoff
nur didaktisch und methodisch geschickt in die Kinderhir-
ne einfüllen, damit er dort hängen bleibt. Umdenken müssen
aber auch Ärzte, Therapeuten und die Hersteller von Psy-
chopharmaka, die der Meinung sind, man könne ein nicht so
recht funktionierendes Gehirn durch geeignete Maßnahmen
und Medikamente reparieren. Und schließlich müssen auch
all jene ihre bisherigen Vorstellungen an die neuen Gegeben-
heiten anpassen, die sich mit genau dem Problem befassen,
um das es in diesem Buch geht: die Suchtforscher, die sich mit
der Entstehung von suchtartigem Verhalten, hier speziell von
Computersucht, oder allgemeiner mit der Entstehung psychi-
scher Abhängigkeiten befassen.

Lange Zeit haben Suchtforscher und Suchttherapeuten im
Wesentlichen sogenannte stoffgebundene Abhängigkeiten –
Alkohol-, Drogen-, Medikamenten- und Nikotinsucht – untersucht. Da passte das alte mechanische Denkmodell scheinbar recht gut, um zu erklären, weshalb manche Menschen
eine Sucht entwickeln: In ihrem Hirn war das sogenannte
»Suchtzentrum« zu stark ausgebildet, entweder aufgrund einer genetischen Veranlagung oder weil es durch den betreffenden Suchtstoff »sensibilisiert« worden war. Wer mit einem
solchen Defekt im Hirn herumlief, hatte Pech, so die gängige Lehrmeinung. Man konnte zwar versuchen, die Aktivität
dieses übermächtigen Suchtzentrums durch entsprechende
Therapien zu bremsen, aber der Erfolg dieser Bemühungen
war eher mäßig. Vor allem Patienten mit Heroin-(Opiat-)Ab-
hängigkeit konnte so kaum geholfen werden. Deshalb wurde ihnen in besonders hoffnungslosen Fällen »der Stoff«, das
Opiat, aus medizinischen Gründen im Rahmen einer »Sub-

stitutionstherapie« verordnet. Besonders begeisterte »Hirn-mechaniker« machten sich sogar in einzelnen Fällen daran, das »Suchtzentrum« durch eine Hirnoperation zu entfernen. Da solche Eingriffe in den meisten Ländern verboten sind, entstanden die entsprechenden neurochirurgischen Spezial-kliniken in besonderen Weltgegenden, z. B. in Russland. Das Resultat solcher Hirnoperationen blieb recht zwiespältig: Die Sucht war zwar weg, aber die Freude am Leben und Arbeiten, die Begeisterungsfähigkeit, die Neugier und die Kreativität eben auch. Das, was man als »Suchtzentrum« betrachtet hat-te, braucht man offenbar nicht nur für das Entstehen einer Sucht, sondern auch für vieles Andere, was das Leben lebens-wert macht.

Die Ratlosigkeit der Suchtforscher steigerte sich noch be-trächtlich, als immer mehr Menschen eine schwere Suchter-krankung entwickelten, ohne einen entsprechenden Sucht-stoff eingenommen zu haben: Magersüchtige, Spielsüchtige, Arbeitssüchtige (Workaholics) und inzwischen eben auch Computersüchtige. Vereinzelt gab es auch früher schon im-mer Menschen, die eine solche nicht-stoffgebundene Such-terkrankung ausgebildet hatten, aber um die hatten die Suchtforscher bisher einen großen Bogen gemacht. Die pass-ten nicht in das bis dahin herrschende mechanistische Modell der Suchtentstehung. Deshalb wurden diese Patienten mit nicht-stoffgebundenen Abhängigkeiten meist auch nicht von Suchttherapeuten behandelt, sondern bereitwillig an Psycho-somatiker, Psychiater und Psychologen weitergereicht.

Doch wie lässt sich tatsächlich die Entstehung einer sucht-artigen psychischen Abhängigkeit verstehen? Die Erklärung ist ganz einfach, wenn man anstelle der alten Hirnmechanik die neuen Erkenntnisse der Hirnforscher über die enorme nutzungs- und erfahrungsabhängige Plastizität des mensch-lichen Gehirns heranzieht: Im Gehirn von Menschen, die ihr Gehirn – aus Gründen, die wir im Folgenden noch genauer untersuchen wollen – immer wieder auf die gleiche Weise für das Erreichen eines bestimmten Ziels benutzen, entstehen aus den dabei aktivierten, anfänglich noch sehr filigranen Nervenverbindungen allmählich immer fester gebahnte Wege, Straßen und am Ende sogar breite Autobahnen, von denen man, wenn überhaupt, dann gar nicht so leicht wieder herunterkommt.

Entscheidend für die Herausbildung solch überstark gebahnter Nervenzellverschaltungen ist jedoch nicht so sehr der Umstand, dass sie bei einer bestimmten Verhaltensweise immer wieder auf die gleiche Weise aktiviert, also genutzt werden, z. B. beim allabendlichen Fernsehen, beim täglichen Arbeiten am PC oder beim allmorgendlichen ausgiebigen Joggen. Muskeln werden durch regelmäßige Beanspruchung kräftiger und massiger (und verkümmern, wenn sie kaum noch benutzt werden). Die bei einer bestimmten Tätigkeit immer wieder auf die gleiche Weise aktivierten Nervenzellverknüpfungen im Gehirn jedoch werden nur in geringem Ausmaß weiter durch diese regelmäßige Beanspruchung gefestigt. Damit aus den anfänglich noch sehr filigranen und feinen Vernetzungen immer besser gebahnte Verschaltungen, also gewissermaßen Straßen und womöglich sogar Autobahnen werden, muss neben der regelmäßigen Nutzung, also der Gewohnheit, noch etwas Weiteres, ganz Entscheidendes hinzukommen: ein Gefühl, oder – wie das die Neurobiologen nennen – eine Aktivierung der emotionalen Zentren im Gehirn.

Damit bei einer bestimmten Leistung, die man mit seinem Hirn in Gang setzt, gleichzeitig ein Gefühl geweckt wird, muss das, was man da jeweils macht – also Fernsehen oder am PC herumspielen oder Joggen –, auf eine besondere Weise »unter die Haut« gehen. Es reicht nicht, dass das, was man da tut, ein bisschen aufregend oder ein bisschen zufriedenstellend ist. Es muss schon eine Stufe emotionaler sein, eben ganz besonders aufregend oder befriedigend.

Genau diese Aktivierung der emotionalen Zentren im Gehirn geschieht z. B. dann, wenn man ein sehr negatives Ausgangsgefühl (Angst, Unsicherheit oder innere Unruhe und Unzufriedenheit) plötzlich auf wunderbare Weise loswird, weil man etwas Bestimmtes tut. Unter diesen Bedingungen verwandelt sich eine anfangs herrschende unspezifische Erregung (also ein allgemeines Durcheinander, wie es typischerweise immer dann im Gehirn herrscht, wenn man ratlos, verängstigt, überlastet, unterfordert – also im weitesten Sinn unzufrieden – ist) in ein – durch die betreffende Tätigkeit im Hirn erzeugtes – geordneteres, harmonisiertes und synchronisiertes Erregungsmuster. Mit anderen Worten: man bekommt wieder Ruhe in den Kopf, die innere Erregung und das damit einhergehende Gefühl der Verunsicherung verschwindet. Man hat einen Weg, eine Lösung gefunden, um mit einem Problem oder einem inneren Zustand fertig zu werden.

Das ist ein extrem starkes Gefühl, und es kommt sehr tief aus dem Unbewussten. Oft weiß man ja gar nicht genau, woran es liegt, dass man so unzufrieden ist. Und dann passiert das Wunder, die zündende Idee, die geeignete Beschäftigung. Man setzt sich vor den Fernseher und schaut sich irgendeine Soap an, oder man hockt sich vor den PC und loggt sich irgendwo ein, oder man zieht sich seine Turnschuhe an und rennt durch den Wald – und es verschwindet nach spätestens einer Viertelstunde all das Elend und all das Rumoren im Kopf, einfach so. Ein extrem starkes Gefühl. Das genau ist es. Das ist der hinreichend starke Kick, der die emotionalen Zentren für Erfolg und Befriedigung optimal in Erregung versetzt. »Belohnungszentrum« nennen die Hirnforscher dieses relativ kleine Gebiet im Zwischenhirn, das immer dann aktiviert wird, wenn man ein möglichst großes Problem auf möglichst überraschende Weise zu lösen imstande war.

Die in diesem Belohnungszentrum liegenden Nervenzellen haben lange Fortsätze, die sich vielfach verzweigen und wie ein Baum mit seinen Ästen weit hinauf bis in die höheren Bereiche des Großhirns reichen. An den Enden dieser Fortsätze wird immer dann, wenn die Nervenzellen unten im Belohnungszentrum aktiviert werden, ein Botenstoff ausgeschüttet, der Dopamin heißt und ganz besondere Wirkungen hat. Einerseits stimuliert Dopamin die Freisetzung von anderen

Botenstoffen, dazu gehören auch sogenannte endogene Opiate, die wie Opium oder Heroin wirken. Das erzeugt diesen rauschartigen Zustand und dieses enorme Glücksgefühl, das man leider nur selten bei der Arbeit oder in der Schule verspürt, das sich aber seltsamerweise bisweilen auch vor dem Fernseher einstellt, das man aber fast immer beim Computerspielen oder auch beim längeren Joggen erlebt.

Aber dieses im Gehirn vermehrt freigesetzte Dopamin macht gleichzeitig noch etwas, und das ist nun für das Entstehen der Autobahnen im Gehirn entscheidend: Dopamin ist ein sogenannter neuroplastischer Botenstoff. Es setzt in den Nervenzellen, die damit versorgt werden und die entsprechenden Dopamin-Rezeptoren, also Andockstellen für diese Substanz besitzen, eine ganze Kaskade von Reaktionen in Gang, die bis in den Zellkern hineinreichen und die betreffenden Nervenzellen dazu bringen, all das vermehrt herzustellen, was für das Knüpfen engerer Kontakte und festerer, besser funktionierender Verbindungen notwendig ist. Auf diese Weise werden insbesondere all jene Nervenzellverschaltungen gebahnt und gefestigt, die in den höheren Bereichen des Gehirns gleichzeitig aktiviert werden, wenn man die betreffende, so extrem befriedigende Tätigkeit – also z. B. das Computerspielen oder das Joggen – ausübt.

So also entstehen die Autobahnen im Gehirn: nicht durch ständige Wiederholung, nicht durch Gewohnheit, sondern durch bestimmte, extrem befriedigende Verhaltensweisen. Genau deshalb, weil sie so befriedigend sind, werden sie ständig wiederholt, denn durch die damit einhergehende vermehrte Dopaminausschüttung kommt es zu äußerst effizienten Bahnungsprozessen der dabei immer wieder aktivierten Nervenzellverbindungen. Das subjektiv empfundene Gefühl, dieses zufriedenstellende Gefühl der Befriedigung ist also entscheidend dafür, ob sich jemand beim Fernsehen, beim Computerspielen oder beim Joggen entweder Autobahnen ins Hirn baut oder einfach nur immer wieder dieselben Nervenzellverbindungen auf eine immer gleiche Weise benutzt.

Vom Computerspielen wird daher auch niemand abhängig, der dabei nicht diese unbeschreibliche Lust, diese extreme Befriedigung erlebt. Weshalb es vor allem Kinder und Jugendliche sind, insbesondere die Jungs, die am Computer diese enorme Befriedigung erleben, ist eine spannende Frage, die wir später noch untersuchen wollen. Was an dieser Stelle aber schon erwähnt werden sollte, ist der Umstand, dass es viel mehr Menschen, auch viel mehr Erwachsene gibt, als man es sich einzugestehen bereit ist, die eben auch irgendetwas gefunden haben, was sie zutiefst befriedigt und was ihnen hilft, ihre innere Unruhe, ihre Ängste und ihre Verunsicherung zu überdecken, zu überspielen und damit nicht mehr länger wahrnehmen zu müssen. »Individuell gefundene Bewältigungsstrategien« nennen das die Psychologen, und das Spektrum dieser Strategien zur Überwindung eigener Unsicherheit und Angst ist in unserer Gesellschaft beträchtlich. Die Aneignung von Macht gehört dazu, auch das gierige Streben nach Reichtum und Besitz, und wenn das nicht klappt, wenigstens der Erwerb und die Zurschaustellung von Statussymbolen, die Einfluss, Bedeutung oder materielle Unabhängigkeit vorgaukeln. Auch die drängende Suche nach Ablenkung oder nach Aufregung ist weit verbreitet, ebenso wie das ehrgeizige Streben nach Leistung und Erfolg. Viele Menschen versuchen sich auch innere Beruhigung zu verschaffen, indem sie entweder immerzu oder kaum noch essen. Wer ersteres fürchtet und letzteres nicht schafft, kann dadurch seine Befriedigung finden, dass er viel isst, um es anschließend wieder zu erbrechen. Manche Menschen verletzen sich selbst; auch das verschafft ihnen eine für jeden Außenstehenden unverständliche innere Beruhigung.

All das und noch vieles mehr ist in unserer Gesellschaft weit verbreitet. Und es gibt viele Menschen, die eine einmal von ihnen entdeckte Bewältigungsstrategie mit so großer Befriedigung so lange wiederholen, bis aus den dabei aktivierten Nervenzellverschaltungen in ihrem Gehirn eben auch immer breitere Straßen und schließlich so glatte Autobahnen geworden sind, dass das dadurch gesteuerte Verhalten und die diesem Verhalten zugrundeliegenden Denkmuster fast automatisch ablaufen und kaum noch auflösbar sind. Die anfänglich noch harmlose Verhaltensweise ist dann, ähnlich wie bei unseren computersüchtigen Kindern oder den laufsüchtigen Erwachsenen, zu einer bis zur Abhängigkeit gebahnten Bewältigungsstrategie geworden, einer Sucht ohne »Stoff«. Bisweilen ist also der Blick in den eigenen Spiegel recht aufschlussreich. Kinder brauchen Vorbilder, die ihnen zeigen, wie man Probleme löst, nicht wie man vor den Problemen, die das Leben immer und überall mit sich bringt, davonrennt oder sich in Ersatzwelten und Ersatzbefriedigungen flüchtet.

Wer wird computersüchtig?

Für die meisten Menschen, für Eltern, Lehrer, sogar für Suchtberater ist es eine sehr einleuchtende Vorstellung, dass es die Drogen oder in unserem Fall eben die Computerspiele sind, die vor allem junge und unerfahrene Menschen süchtig machen. Dass so viele Menschen diese Erklärung attraktiv finden, ist nur allzu verständlich: Je klarer der »Feind« definiert ist, desto leichter lässt er sich bekämpfen. Dumm ist nur, wenn sich später herausstellt, dass dieser vermeintliche »Verursacher« in Wirklichkeit gar nicht die Ursache für die Entstehung einer Sucht ist. So ist es sicher am bequemsten, aber besser wird es dadurch nicht. Denn den falschen Täter zu verfolgen, macht einen schwierigen Fall meist noch sehr viel komplizierter. Das kennt man aus jedem Krimi.

Es gibt zahllose Kinder und Jugendliche, die Computer benutzen und auch die ganz besonders faszinierenden neuesten Entwicklungen von Computerspielen ausprobieren. Aber süchtig werden davon nicht alle. Süchtig werden nur manche. Die entscheidende Frage ist also nicht, was süchtig machen kann, sondern wer aus welchem Grund süchtig wird.

Damit muss zwangsläufig auch der zu bekämpfende »Feind« neu definiert werden: Es ist nicht die heimtückische Droge und auch nicht das auf Faszination optimierte Computerspiel, es sind auch nicht die Hersteller und Anbieter dieser »Suchtmittel«. Der »Feind« ist vielmehr all das, was eine wachsende Zahl von Kindern und Jugendlichen in der von uns gestalteten Lebenswelt etwas ganz Entscheidendes vermissen lässt. Offenbar wachsen viele von ihnen inzwischen unter Bedingungen auf, die ihnen nur wenig Möglichkeiten bieten, ihre wirklich wichtigen Bedürfnisse zu stillen.

Mit anderen Worten: Suchterzeugend sind nicht die Ersatzbefriedigungen, die »Krücken«, die Kinder und Jugendliche finden oder die ihnen angeboten werden, sondern die starken Bedürfnisse, die sie haben und für die sie – weil sie sie als nicht erfüllbar erleben – irgendwelche »Ersatzbefriedigungen« suchen.

Und jetzt wird es ziemlich unbequem: Diese starken, unerfüllten Bedürfnisse, die Kinder und Jugendliche dazu bringen, täglich stundenlang vor ihren Computern zu hocken, sind nicht Ausdruck des Umstandes, dass mit ihnen etwas nicht stimmt. Sie haben diese Bedürfnisse und suchen nach einer Befriedigung auch nicht deshalb, weil in ihrem Gehirn etwas nicht »richtig funktioniert«. Was diese Kinder und Jugendlichen dazu bringt, sich solcher »Hilfsmittel« zu bedienen, ist nichts anderes als das, was den Beinamputierten nach seinen Krücken suchen lässt: eine aus einem Verlust erwachsene Notwendigkeit, ein aus einem Defizit entstandenes Bedürfnis. Im Fall des Beinamputierten ist das Bedürfnis, das ihn von seiner Krücke abhängig macht, leicht auszumachen: Er möchte sich wieder fortbewegen. Aber an welchem Defizit, an welchem Mangel leiden diese Kinder und Jugendlichen? Woher kommt ihre Bedürftigkeit und welches Bedürfnis ist das überhaupt, das sich durch die Beschäftigung mit solchen elektronischen Medien offenbar einigermaßen stillen lässt?

Ein Blick in eine Computerzeitschrift, ein Rundgang auf einer Messe für Computerspiele reicht völlig aus, um auf eindrückliche Weise deutlich zu machen, was diese Medien bieten und was die Computerkids dort auch finden:

1. Klare und verlässliche Strukturen und Regeln, die man einhalten muss, wenn man ans Ziel kommen will.
2. Eigene, selbstständige Entscheidungen, die man treffen muss und für die man – wenn sie sich als falsch erweisen – ganz allein verantwortlich ist.
3. Aufregende Entdeckungen, die man machen, und spannende Abenteuer, die man erleben kann.
4. Gefahren, Ängste und Bedrohungen, die man überwinden kann.
5. Ziele, die man erreichen kann.
6. Kenntnisse, Fähigkeiten und Fertigkeiten, die man erwerben und sich aneignen kann.
7. Kleinigkeiten am Rande, auf die man achten muss.
8. Vorbilder, denen man nacheifern kann.
9. Eigene Erfahrungen, auch Fehler, die klug machen.
10. Geschicklichkeit, die man zunehmend besser entwickeln kann. Und nicht zuletzt
11. Leistungen, auf die man stolz sein kann.

Es ist dabei zunächst nicht entscheidend, wie die von den Herstellern dieser Geräte und Spiele ausgedachte und konstruierte Scheinwelt im Einzelfall aussieht, wie sie beschaffen ist, welchen Realitätsbezug sie noch hat, ob das Szenario gewalttätig oder friedlich, ob die virtuellen Helden aggressiv und wild oder aber überirdisch-verklärt wirken und übermenschlich-göttlich agieren. Wichtiger als der Inhalt ist die Botschaft und die Erfahrung durch das Eintauchen in diese virtuelle Welt: Du kannst Regeln erkennen, umsichtig agieren, Neues entdecken, Verantwortung für deine Entscheidungen übernehmen, aus Fehlern lernen, etwas leisten und über dich hinauswachsen.

Und jetzt wird auch endlich der Mangel spürbar, lässt sich das Defizit ausmachen, aus dem das starke Bedürfnis er-

wächst, das so viele Kinder und Jugendliche durch das Ab-
tauchen in die virtuellen Welten ihrer Computerspiele befriedigen: In der von uns geschaffenen Lebenswelt, in unseren
Familien, in unseren Kindergärten und nicht zuletzt in unseren Schulen finden diese Kinder offenbar nicht das, was
sie zum Wachsen, zum Über-sich-Hinauswachsen und damit
zum Erwachsen werden brauchen: klare Regeln und durchschaubare, verlässliche Strukturen, spannende Abenteuer
und faszinierende Entdeckungen, schwierige Aufgaben, hohe
Leistungsanforderungen bei entsprechender Anerkennung
erbrachter Leistungen und, nicht zuletzt, Gelegenheit zu eigener Entscheidung und zur Übernahme von Verantwortung
für das, wofür sie sich entschieden haben. Nun wird auch
klar, welche Kinder und Jugendlichen besonders leicht vom
Strudel der von den elektronischen Medien erzeugten virtuellen Welten erfasst und – wenn ihnen niemand zu Hilfe
kommt – mitgerissen werden: solche, die all das, was ihnen
diese virtuellen Welten bieten, im realen Leben am wenigsten finden können. Wo also steht er, der Feind, und wer ist
er, der Kinder und Jugendliche computersüchtig macht? Und
wie lässt sich dieser Feind überwinden? Dieser geheimnisvol-
le Feind ist das durchorganisierte, in jeder Hinsicht abgesi-
cherte, kontrollierte, verplante und bis in jede Minute aus-
gefüllte, ebenso satt wie unzufrieden machende Leben, das
wir unseren Kindern in vielen Familien, in Kindertagesstät-
ten und in Erziehungs- und Bildungseinrichtungen anbieten
oder gar aufzwingen.

Das, was unsere Kinder süchtig macht, ist nichts, was in
den letzten Jahren oder gar erst durch die Computer neu entstanden ist. Der »Feind« ist vielmehr ein Verlust, ist etwas, das
uns in unserer auf das perfekte Funktionieren ausgerichteten
Lebenswelt auf unmerkliche Weise verloren gegangen ist: *Lebendigkeit*. In dem ständigen Bemühen, unsere Kinder so gut
wie möglich auf das spätere Leben vorzubereiten, haben wir
die Einrichtungen, in denen wir sie aufziehen, zu perfekt or-
ganisierten und reibungslos funktionierenden Friedhöfen ge-

macht. Dort können sie nun noch früher als wir selbst lernen, wie man seine ursprüngliche Lebendigkeit begräbt. Manche Kinder sind stark genug, um sich dagegen zu wehren. Die anderen müssen versuchen, all das, was ihnen dieses reale Leben nicht bietet, in einer anderen vorgestellten Welt zu finden. Das war immer so, aber es ging noch nie so leicht wie heute. Wer sich dagegen wehren und im realen Leben beheimatet bleiben will, muss stark sein. Aber was macht Kinder stark? Das ist eine Frage, die nicht so einfach zu beantworten ist. Denn schnell erweist sich all das, was wir auf den ersten Blick für stark machend halten, bei genauerer Betrachtung als recht fragwürdig. Kräftige Armmuskeln sind es sicher nicht, die ein Kind stark machen, so stark, dass es tapfer seine Meinung vertritt, sich für Andere, vor allem für Schwächere einsetzt. Wenn nicht die Muskelkraft entscheidet, dann vielleicht das, was man ganzkörperliche Fitness, also eine kräftige Gesundheit nennt. Aber auch das scheint nicht das zu sein, worauf es wirklich ankommt. Haben Sie nicht selbst schon oft genug darüber gestaunt, wie sich bisweilen gerade in schwierigen Situationen solche Menschen als unglaublich stark erweisen, denen man das normalerweise am wenigsten zugetraut hätte: Todkranke, Behinderte, soziale Außenseiter?

Macht viel Wissen stark? Nicht unbedingt. Fachidioten gehören im Allgemeinen nicht zu denen, die sich besonders gut im Leben zurechtfinden. Überall dort, wo es weniger auf ihr Expertentum und mehr auf den gesunden Menschenverstand und gewisse praktische Fähigkeiten ankommt, versagen diese Wissensspezialisten oft kläglich. Was macht uns wirklich stark?

Die Antwort ist banal, aber sie wird uns nicht gefallen. Denn genau das, was uns und unsere Kinder stark machen könnte, versuchen wir, so gut es geht, zu vermeiden: Probleme, die das Leben stellt und die – wenn es gelingt, sie zu meistern – stark machende Erfahrungen hinterlassen. Je zahlreicher und je unterschiedlicher diese Probleme sind, desto besser. Das ist das Eine. Und das Andere sind die Fehler, die wir (glücklicherweise) immer wieder machen. Stark wird man nicht dadurch, dass man keine Probleme hat und keine Fehler macht. Im Gegenteil. Je glatter alles geht, je perfekter alles funktioniert, desto weniger sind wir gezwungen, unser Gehirn und auch unseren Körper anzustrengen. Und was nicht genutzt wird, verkümmert und wird schwach.

Damit man aber an Problemen wachsen und aus Fehlern lernen kann, braucht man vor allem als Kind Unterstützung. Nicht so viel, dass man sich nicht mehr anstrengen muss, aber immerhin so viel, dass man es schafft. Das muss nicht immer konkrete Hilfe sein. Meist reicht schon eine Ermutigung, wenn es schwierig zu werden beginnt, und ein Lob, wenn das Problem bewältigt ist. Wer also Kinder (und auch Erwachsene) stark machen will, muss ihnen schwierige Aufgaben übertragen, ihnen Mut machen und ihnen Vertrauen schenken. So einfach ist das.

Starke Kinder werden nicht süchtig, ebenso wenig wie all jene, die wirklich glücklich sind. Und was macht glücklich? Man braucht sich nur etwas umzusehen, dann wird schnell klar, was ganz offensichtlich nicht glücklich macht, jedenfalls nicht auf eine hinreichend verlässliche Weise: Reichtum nicht und wohl auch kein Lottogewinn. Um das zu erkennen, genügt ein Blick in die sogenannte Klatschpresse. Auch Erfolg oder gar Ruhm scheinen kein Garant für dauerhaftes Glück zu sein. Beides lässt sich nicht unbegrenzt steigern. Diejenigen, die ganz oben angekommen sind, versuchen zwar, dort möglichst lange noch möglichst gut auszusehen. Aber der Abstieg von der Stufenleiter des Erfolgs ist, wie es uns die nicht mehr so gefragten Stars nur allzu deutlich vorführen, offenbar überhaupt kein Zuckerschlecken. Ein neuer Partner bringt meist auch nur für kurze Zeit ein helles Licht in das eigene Leben. Wenn der Zauber des Verliebtseins erlischt, kann es mit dem Glücklichsein auch bald wieder vorbei sein.

Was also macht glücklich? Wenn es nicht das Habenwollen und Besitzen ist, dann vielleicht das Geben-Können und

Verschenken-Dürfen? Das stellt freilich alle Glücksverhei-
ßungen unseres Kulturkreises komplett auf den Kopf. Aber
wir können ja auch ganz einfach die Kinder fragen. Am besten die ganz Kleinen, die wir noch nicht »erzogen« haben.
Nehmen wir beispielsweise ein krabbelndes Kleinkind, das
es nach vielen vergeblichen Versuchen endlich geschafft hat,
sich irgendwie am Tischbein hochzuziehen. Nun steht es
zum ersten Mal auf den eigenen zwei Beinen. Ist der Kleine
glücklich? Glücklicher oder anders glücklich als gestern, als
er die neue Rassel bekam, nachdem er lange genug im Kaufhaus darauf gezeigt und herumgebrüllt hatte? Schauen Sie
genau hin. Dann sehen Sie, was anders ist: Er schaut Sie an,
gerade so, als warte er auf etwas, was sein Glück erst vollkommen macht. Er hofft darauf, dass Sie ihn sehen, dass Sie
ihm Ihre Aufmerksamkeit und Ihre Begeisterung schenken.
Er möchte seine Freude über seine Leistung mit Ihnen teilen.
Das macht glücklich. Und zwar nicht oben, auf der Oberflä-
che eines gestillten Bedürfnisses, sondern tief innen, im Herzen. Und wenn das Glück dort – und nicht nur im kurzzeitig
aktivierten Lust- oder Belohnungszentrum des Gehirns – entsteht, erfasst es den ganzen Menschen und breitet sich im
gesamten Körper aus. Das spüren dann beide, die einander
etwas geschenkt haben: Ihr Kind und Sie selbst. Und dieses
Glück geht nicht so schnell vorbei. Und genau dieses Gefühl
ist es, das Kinder immer wieder (und wir Erwachsene auch
gelegentlich) brauchen, um stark zu werden.

Weshalb sind Jungen besonders gefährdet?

Kindern, denen es im Verlauf ihrer Entwicklung nicht gelingt, dieses Gefühl von innerer Stärke zu entwickeln und
sich in sich selbst zufrieden und glücklich zu fühlen, fehlt etwas. Sie suchen daher intensiver und aufmerksamer als andere nach solchen Beschäftigungen und Erlebnissen, die ihnen
Gelegenheit bieten, sich selbst stärker und auch zufriedener

zu fühlen. Was ihnen innen fehlt, suchen sie also verstärkt außen. Die Folge davon ist die Tendenz zu einem extrovertierten, also stärker von äußeren Wahrnehmungen geleiteten und nach außen gerichteten Verhalten.

Solche extrovertierten Verhaltensweisen entwickeln Jungen weitaus häufiger als Mädchen, und zwar auch dann, wenn beide unter weitgehend gleichen Bedingungen aufwachsen und damit prinzipiell gleiche Voraussetzungen vorfinden, um starkmachende und befriedigende eigene Erfahrungen zu machen. Die Folgen dieser unterschiedlichen Entwicklung der beiden Geschlechter sind allenthalben sichtbar. Jungen werden wesentlich häufiger als Mädchen verhaltensauffällig, vor allem was ihr Sozialverhalten betrifft. Besonders deutlich lässt sich das an den Statistiken der Kriminologen verfolgen. Jungen werden häufiger straffällig und begehen weitaus mehr nach außen gerichtete aggressive und destruktive Delikte als Mädchen. Sehr früh schon lernen kleine Jungen sich räumlich sehr gut zu orientieren und das Innenleben von Puppen, Geräten und Maschinen zu ergründen. Und noch im Erwachsenenalter sollen sich viele Männer dadurch auszeichnen, dass sie schlechter zuhören, dafür aber besser einparken können als Frauen. Das sogenannte Zappelphilipp-Syndrom entwickeln Jungen deutlich häufiger als Mädchen und auch die Computersucht ist unter männlichen Kindern und Jugendlichen stärker verbreitet als unter den weiblichen.

Um diese Unterschiede zu verstehen und um zu begreifen, warum sie sich herausbilden, lohnt es sich, dort nachzuschauen, wo sie beginnen. Und dieser Zeitpunkt ist nicht das Kleinkindalter, sondern er liegt bereits ganz am Anfang der Entwicklung, dort, wo entweder ein männliches oder ein weibliches Spermium mit der Eizelle zur Zygote verschmilzt.

Das männliche Geschlecht geht nämlich von Anfang an mit einer mangelhaften Ausrüstung an den Start. Die Zygote verfügt hier nicht über ein Duplikat für jedes seiner Chromosoms. Statt eines zweiten X-Chromosoms besitzt sie ein Y-Chromosom. Wenn dieses nur einmal vorhandene X-Chromosom oder Teile davon oder bestimmte in den Chromatiden komprimierte DNA-Sequenzen aus irgendeinem Grund nicht optimal beschaffen sind, existiert dafür – im Gegensatz zu den Bedingungen in einer weiblichen Zygote – kein Ersatz. Defizitäre Anlagen auf dem X-Chromosom sind also nicht kompensierbar. Das ist umso bemerkenswerter, als auf dem X-Chromosom besonders viele Gene lokalisiert sind, die für die Entwicklung von Intelligenz und geistiger Leistungsfähigkeit von Bedeutung zu sein scheinen.

Bemerkbar macht sich dieser Mangel bereits bei den mit nur einem Y-Chromosom ausgestatteten Spermien: Sie sind leichter, kommen schneller voran, sind aber weniger lange überlebensfähig. Jungen entstehen daher schon bei der Befruchtung nur dann, wenn wirklich alles optimal klappt, d. h. wenn es möglichst termingenau (beim Eisprung) zum Koitus kommt. Außerhalb dieses optimalen Zeitfensters ist die Entstehung eines Mädchens wahrscheinlicher.

Jungen sind von Anfang an empfindlicher

Hebammen und Geburtshelfer wissen schon lange, dass männliche Neugeborene im Allgemeinen vulnerabler und konstitutionell schwächlicher sind als weibliche. Männer machen von Anfang an mehr Probleme, werden leichter krank, und wenn Säuglinge an solchen gesundheitlichen Problemen sterben, dann sind das (statistisch) mehr Jungen. Auch vorgeburtlich sterben schon mehr männliche Föten ab als weibliche, vor allem während der komplizierten Prozesse der Einnistung und der ersten Entwicklungsstadien zu Beginn der Schwangerschaft. Auch das ist inzwischen wissenschaftlich – wenngleich in einem ungeplantem Experiment – nachgewiesen. In den ersten Jahren nach der Wende ist der Anteil männlicher Nachkommen in der ehemaligen DDR signifikant zurückgegangen. Die erhöhte psychische Belastung der werdenden Mütter in dieser gesellschaftlichen Umbruchszeit hat offenbar dazu geführt, dass weniger männliche Nachkommen geboren wurden. Oder noch deutlicher ausgedrückt: Unter diesen ungünstigen Bedingungen sind noch mehr der besonders empfindlichen männlichen Embryonen als normalerweise zugrunde gegangen. Wenn nicht nur männliche Embryonen, sondern auch die sich daraus entwickelnden männlichen Föten und sogar noch die schließlich geborenen männlichen Nachkommen im Durchschnitt konstitutionell schwächer, empfindlicher und vulnerabler sind, kann das nach allem, was wir inzwischen über die nutzungsabhängige Strukturierung des Gehirns wissen, nicht ohne Folgen für die während dieser Zeit im Gehirn ablaufenden Reifungsprozesse sein. Und da während dieser frühen Phasen gewissermaßen das Fundament für alle nachfolgenden Reifungs- und Strukturierungsprozesse in den »höheren« Bereichen des menschlichen Gehirns angelegt wird, ist davon auszugehen, dass sich die Gehirne der schwächeren Jungen auch später, während der frühen Kindheit weiterhin anders entwickeln und strukturieren als die der (im Durchschnitt) etwas stabiler und konstitutionell stärker zur Welt kommenden Mädchen.

Jungen suchen mehr Halt

Da kleine Jungen im Durchschnitt bereits etwas empfindlicher und vulnerabler zur Welt kommen als die Mädchen, geraten sie zwangsläufig leichter und häufiger in Gefahr, durch die Probleme, mit denen sie nach der Geburt konfrontiert sind, stärker verunsichert und verängstigt zu werden als die Mädchen.

Das wiederum bedeutet, dass sie von Anfang an größere Schwierigkeiten bei der Aneignung und neuronalen Verankerung komplexer Denk-, Gefühls- und Verhaltensmuster haben. Was unter diesen Bedingungen in ihrem Gehirn mit größerer Wahrscheinlichkeit aktiviert und dann auch entsprechend stabilisiert werden kann, sind einfachere, z. T.

schon vorgeburtlich angelegte, stärker durch die Wirkung genetischer Programme herausgeformte Verschaltungsmuster. Konkret heißt das, dass schon kleine Jungen angesichts einer neuen, von ihnen zu bewältigenden Herauforderung mit einer größeren Wahrscheinlichkeit als kleine Mädchen auf präformierte Muster, z. B. auf die Aktivierung einfacher motorischer Leistungen, zurückgreifen bzw. zurückfallen. Sie bleiben also in ihrer psychomotorischen Entwicklung mit einer etwas größeren Wahrscheinlichkeit und daher häufiger als die offenbar a priori im Durchschnitt konstitutionell etwas gefestigteren Mädchen zurück.

Da nun aber jede Weiterentwicklung auch im Hirn nur auf der Grundlage der bis dahin bereits herausgeformten neuronalen Verschaltungs- und Beziehungsmuster erfolgen kann, ist davon auszugehen, dass ein so entstandenes Defizit entsprechende langfristige Folgen haben muss. Was kleine Jungen daher noch mehr als kleine Mädchen brauchen, ist emotionale Sicherheit, ist liebevolle, fürsorgliche Zuwendung, Wertschätzung und Anerkennung. Danach suchen sie mehr als nach allem anderen. Aber leider finden sie all das in unserer modernen Gesellschaft oft ausgerechnet bei solchen Menschen, die die denkbar schlechtesten Vorbilder in Bezug auf genau das sind, worauf es für ihre Persönlichkeitsentwicklung ankommt: Rennfahrer, Popstars, Fußballhelden, Fernsehmoderatoren und Filmschauspieler, und nicht zuletzt die Helden ihrer Computerspiele.

Von ihnen, den schillernden und scheinbar erfolgreichen, sicher auftretenden und deshalb bewunderten Vorbildern, übernehmen sie nun die entscheidenden Strategien zur Bewältigung ihrer eigenen Unsicherheiten und Ängste: Das angeberische, coole Gehabe, das extrovertierte Verhalten, die rücksichtslose Verfolgung ihrer eigenen Interessen, die Begeisterung für Autos, Fußball und alles, was zur Zeit »in« oder gerade »angesagt« ist. Und da die Strukturierung des kindlichen Gehirns ganz entscheidend davon abhängt und dadurch bestimmt wird, wie und wofür es benutzt wird, hat diese Orientierung an fragwürdigen äußeren Vorbildern eben auch entsprechende Folgen für die sich im Gehirn dieser kleineren Jungen herausbildenden neuronalen Verschaltungsmuster.

Sie bleiben schwächer, suchen mehr Halt und halten sich stärker und vehementer an allem fest, was sie als Ersatz für das gefunden haben, was ihnen offenbar auch noch später als Jugendliche stärker als den Mädchen fehlt. Auf dieser Suche nach Sicherheit und Vertrauen, nach klaren Strukturen und Regeln, nach Wertschätzung und Anerkennung und nicht zuletzt nach Sinn und Orientierung, geraten sie leider häufiger als die Mädchen in den Sog der digitalen Medien.

4th Task – Nachdenken

Die Suche nach Ursachen und Lösungen

Geborgenheit jenseits
des Cyberraums

Kein Kind kommt mit einer Anlage zur Computersucht auf die Welt. Dieses bis zur Abhängigkeit im Gehirn gebahnte Verhalten ist – wie alle anderen suchtartigen und zwanghaft ausgeführten Verhaltensweisen – meist erst während der späteren Kindheit oder der Pubertät entstanden. Es ist also ein erworbenes, d. h. erlerntes Verhalten. Im Verlauf dieses Lernprozesses sind im Gehirn der betreffenden Kinder und Jugendlichen alle im Zusammenhang mit diesem Verhalten aktivierten neuronalen Verschaltungsmuster und synaptischen Verbindungen so stark gebahnt und gefestigt worden, dass das betreffende Verhalten zunächst immer leichter und schließlich fast automatisch ausgelöst wird, wenn sich dazu Gelegenheit bietet.

Die im Gehirn dieser computersüchtig gewordenen Kinder und Jugendlichen entstandenen »Autobahnen« lassen sich inzwischen recht gut mit Hilfe bildgebender Verfahren nachweisen. Aber diese Darstellung einer leichteren Aktivierbarkeit bestimmter Hirnareale und einer mehr oder weniger deutlichen Ausdehnung bestimmter Bereiche des Gehirns besagt nur, dass es in ihrem Gehirn zu entsprechenden, nutzungsabhängigen Bahnungsprozessen, eben »Autobahnen« gekommen ist. Ähnliche strukturelle und funktionelle Anpassungsphänomene in anderen besonders intensiv benutzten Hirnbereichen beobachtet man auch im Gehirn von Kindern, die intensiv Geige spielen, tanzen, turnen, lesen oder irgendeiner anderen Beschäftigung stärker nachgehen als andere. Sogar die Einführung neuer Kulturtechniken, wie das Verschicken von SMS- Botschaften mit Hilfe der Mobiltelefone, hat entsprechende, durch den Einsatz bildgebender Verfahren nachweisbare Folgen: Seit der Einführung und der massenhaften Nutzung dieser Technologie beobachten die Hirnforscher eine ständige Vergrößerung der für die Regulation der Daumenbewegungen zuständigen Region im motorischen Kortex von Jugendlichen. Die entscheidende Frage ist also nicht, ob computersüchtige Kinder und Jugendliche ein verändertes Gehirn besitzen. Daran gibt es keinen Zweifel. Für die Hirnforscher mag es wohl auch noch interessant sein herauszufinden, in welchen Bereichen des Gehirns diese Veränderungen besonders ausgeprägt sind. Aber weder den Eltern noch den Therapeuten oder gar den von ihnen betreuten, computersüchtigen Kindern und Jugendlichen hilft dieses Wissen weiter: Entscheidend für sie sind nicht die Folgen, sondern die Ursachen dieser Veränderungen. Wer diesen Kindern und Jugendlichen aus ihrer Computersucht heraushelfen will, muss wissen, wie und weshalb sie hineingeraten sind. Die entscheidende Frage lautet also: Was bringt ein Kind oder einen Jugendlichen dazu, sich tagtäglich mehrere Stunden vor einen Computer zu setzen und sein Gehirn nicht mehr für alles Mögliche, sondern in erster Linie nur noch für die Beschäftigung mit Computerspielen zu benutzen und es dafür immer besser zu optimieren?

Genau das also ist der Kern des Problems: Die Ursache dafür, dass Kinder und Jugendliche computersüchtig werden, sind nicht ihre Computer oder Computerspiele, auch nicht ihre ungünstigen genetischen Veranlagungen oder gar ihre falsch verdrahteten Gehirne, sondern die gestörten Beziehungen der Menschen, unter deren Einfluss sie auf- und in deren Gemeinschaft sie hineinwachsen. Für diese vielfältigen Beziehungsstörungen sind auch nicht sie, sondern wir, die erwachsenen Mitglieder dieser Gemeinschaft verantwortlich. Wir haben eine Beziehungskultur im Umgang mit anderen Menschen und mit uns selbst entwickelt, die nicht nur enorme Reibungsverluste erzeugt, sondern inzwischen auch zu einer Bedrohung unserer eigenen Lebensgrundlagen und Ressourcen geworden ist. Das ist der Eisberg, dessen Spitze nun in Form unserer computersüchtig gewordenen Kinder und Jugendlichen zutage tritt.

Wie die oben beschriebenen Fallbeispiele zeigen, gibt es offenbar recht verschiedene Gründe dafür, die eine intensive Beschäftigung mit Computerspielen für einzelne Kinder und Jugendliche so besonders attraktiv machen: Manchen bietet die virtuelle Welt des Cyberraums eine Geborgenheit, die sie im realen Leben vermissen. Manche sind auf der Suche nach klaren Regeln und durchschaubaren Strukturen. Manche haben nicht hinreichend gut gelernt, sich in der realen Welt mit all ihren Problemen und Konflikten zurechtzufinden. Und manche leiden an einer sonderbaren Form von Egozentrik. Sie halten sich für den Nabel der Welt. Ihr sogenannter »Narzissmus« ist aber nicht die Ursache, sondern lediglich das Symptom ihrer enormen Selbstbezogenheit. Ihnen fehlen Ziele und Visionen, die über ihre eigene Person hinausreichen. Deshalb drehen sie sich in all ihren Bemühungen nur um sich selbst und fühlen sich dort am wohlsten, wo sie allein, ohne Rücksicht auf andere Entscheidungen treffen und handeln können. All das gelingt ihnen natürlich dort besonders gut, wo kein anderes lebendiges Wesen sie stört – in der virtuellen Welt ihrer PCs.

So verschieden die Gründe aber im einzelnen auch sein mögen, die Kinder und Jugendliche in den Sog der elektronischen Medien geraten lassen, sie zeichnen sich alle durch eine bemerkenswerte Gemeinsamkeit aus:

Es sind nie die starken, kompetenten und beziehungsfähigen, die offensten, neugierigsten und gestaltungsfreudigsten oder gar die lebenslustigsten Kinder und Jugendlichen, die computersüchtig werden. Vielmehr sind es diejenigen, die über all diese stark machenden Ressourcen nicht oder in nur unzureichender Weise verfügen. *Was all diese Kinder also kennzeichnet, ist der Umstand, dass ihnen etwas fehlt.* Deshalb müssen sie – jedes auf seine Weise – versuchen, mit diesem Defizit irgendwie zurechtzukommen, um sich in der Welt, in die sie hineinwachsen, zurechtzufinden.

Das, was wir »Suchtverhalten« nennen, ist lediglich die Lösung, die jedes dieser Kinder gefunden hat, um diesen Mangel, einigermaßen – und in den meisten Fällen eben leider mehr schlecht als recht – überwinden, überdecken oder kompensieren zu können. Gäbe es dieses zugrunde liegende Defizit, diese »Schwäche« nicht, so müsste auch keines dieser Kinder nach etwas suchen, das ihm hilft, diesen Mangel auszugleichen und sich dadurch besser zu fühlen. Dann würde es das, was wir Computersucht nennen, nicht entwickeln.

Man kann diesen Kindern nicht dadurch helfen, dass man die von ihnen gefundene Lösung, das Symptom oder das Störungsbild, also die Computersucht, »behandelt« oder gar »bekämpft«. Was diese Kinder und Jugendlichen brauchen, ist Hilfe und Unterstützung bei der Überwindung genau derjenigen Defizite, die sie dazu gebracht haben, nach dieser »Krücke« zu greifen und von ihr abhängig zu werden. Keines dieser computersüchtig gewordenen Kinder ist mit einem Mangel zur Welt gekommen. Wenn solche Defizite entstanden sind, so ist ihnen etwas Entscheidendes verloren gegangen. Dann freilich käme es darauf an, diesen Kindern zu helfen, genau das wiederzufinden, was sie verloren haben.

Weil die Kinder ihr Vertrauen in sich selbst und meist auch in uns verloren haben, können wir diese computersüchtig gewordenen Kindern und Jugendlichen nur wiederfinden, indem wir ihnen die Möglichkeit bieten, dieses verloren gegangene Vertrauen zurückzugewinnen.

Woher kommt das Vertrauen und wie stärkt man es?

Kinder sind viel neugieriger und lernfähiger als wir, auch viel offener und unvoreingenommener, und sie stecken noch voller authentischer Kraft. Ihre Begeisterungsfähigkeit ist größer als unsere, und fast alles, was sie erleben, spüren sie im Gegensatz zu uns noch mit ihrem ganzen Körper. Irgendwie kennen sie daher wohl auch ihre wahren Bedürfnisse noch weitaus besser als wir. Und die äußern sie dann auch mit sehr viel mehr Energie. Je kleiner sie sind, desto ehrlicher bringen sie noch zum Ausdruck, was sie im Inneren bewegt. Wer je ein Kleinkind beim Laufenlernen beobachtet hat, weiß auch, wie beharrlich Kinder ein bestimmtes Ziel verfolgen können. Und noch etwas können Kinder, was uns Erwachsenen allzu häufig irgendwann abhanden gekommen ist: Es ist ihnen ein Bedürfnis – und sie sind bereit, alles, was in ihrer Macht steht, dafür zu tun –, dass es den Menschen, mit denen sie zusammen leben, gut geht. Und natürlich wollen sie ständig über sich hinauswachsen, Neues dazulernen, die Welt entdecken und nach ihren Vorstellungen gestalten. Auch das scheint uns auf unerklärliche Weise beim Erwachsenwerden abhanden gekommen zu sein. Manchen früher, manchen später, manchen mehr, manchen weniger, aber allen irgendwie doch, leider.

Das Vertrauen bringt jedes Kind bereits mit auf die Welt, denn bereits vor der Geburt hat es mit seinem ganzen Körper und seinem sich entwickelnden Gehirn erlebt, dass es täglich über sich hinauswachsen kann, zunächst körperlich, aber – indem es sich zu bewegen und seine Wahrnehmungen zu verknüpfen lernt – eben auch auf der geistig-mentalen Ebene. Jedes neu in unsere Welt hineingeborene Kind war während seiner gesamten bisherigen Entwicklung aufs Engste mit einem anderen Menschen, seiner Mutter, verbunden. Deshalb kommt jedes Kind mit der »Erwartung« zur Welt, nun auch dort in einer engen, vertrauten Verbindung zur Mutter aber natürlich auch zum Vater, weiter wachsen, Neues hinzulernen und dabei tagtäglich über sich selbst hinauswachsen zu können.

Je länger diese aus seiner Grunderfahrung abgeleitete Erwartungshaltung bestätigt und weiter gefestigt werden kann, desto offener, neugieriger und erwartungsvoller wendet sich das Kind dann auch weiterhin allem zu, was es an Neuem in der Welt zu lernen und zu entdecken gibt. Auf diese Weise wird die Erfahrung, immer wieder Neues hinzulernen und dadurch über sich hinauswachsen zu können, so fest gebahnt und so tief verankert, dass sie schließlich zu einem inneren Bedürfnis wird. Dieses Bedürfnis äußert sich dann als Hunger nach Neuem ähnlich stark und drängend wie der Hunger nach Nahrung. Genauso wie das Bedürfnis zu essen unterdrückt oder durch andere Bedürfnisse überdeckt werden kann, verschwindet auch die Neugier und verwandelt sich in andere Bedürfnisse, wenn ein Kind erfahren muss, dass seine Entdeckerfreude und seine Lernlust nicht »gefüttert« werden, dass sie nicht erwünscht sind oder in bestimmte Bahnen gelenkt werden sollen. Dann erlischt nicht nur die Neugier, sondern es verschwindet auch das Bedürfnis, noch weiter über sich hinauszuwachsen. Manche Kinder machen diese Erfahrung früher, manche später, aber allen geht dabei genau das verloren, was sie dringender als alles andere für ihr weiteres Leben brauchen: Vertrauen.

Das Gleiche passiert mit dem Bedürfnis nach Verbundenheit, nach Zugehörigkeit und Geborgenheit, mit dem sich jedes Kind auf den Weg macht. Erschüttert wird dieses Bedürfnis zwangsläufig vor allem dann, wenn ein Kind, womöglich schon als Säugling oder Kleinkind, spätestens aber als Schulkind oder Jugendlicher erfahren muss, dass all das, was bisher an ihm richtig war und was es an Fähigkeiten und Erfahrungen erworben und erlernt hatte, sich nun, im Zusammenleben mit anderen als unbrauchbar, unerwünscht oder gar falsch erweist, wenn es nun – weil es so ist, wie es ist – abgelehnt, zurückgewiesen und gemaßregelt wird. Es geht ihm dann allmählich genau das verloren, was es als wichtigsten Schatz mit auf die Welt gebracht und bis zu diesem Zeitpunkt bewahrt hat: seine Unbefangenheit, seine Entdeckerfreude, sein Gestaltungswille, seine Lust am Lernen – und damit auch seine Überzeugung, dass alle Probleme lösbar sind und dass es möglich ist, immer weiter über sich selbst hinauszuwachsen. Also wieder: Verlust des Vertrauens.

Alle Beziehungserfahrungen hinterlassen Spuren in den Gehirnen dieser Kinder und Jugendlichen, denn wiederholt gemachte Erfahrungen führen dazu, dass im Hirn bestimmte Erregungsmuster immer wieder aufgebaut und die dabei aktivierten synaptischen Verschaltungen entsprechend gebahnt und gefestigt werden. Die betreffenden Erfahrungen werden dann als »innere Repräsentanzen« oder »innere Bilder« im Hirn verankert, gewissermaßen als Struktur gewordene Korrelate der betreffenden Erfahrungen. Nun sind aber die Erfahrungen, die Heranwachsende machen und die auf diese Weise in ihrem Gehirn verankert werden, in verschiedenen Kulturen, Gemeinschaften, Sippen und Familien oft recht unterschiedlich. Lediglich die frühen, bereits vor der Geburt oder während der ersten Lebensjahre gemachten Erfahrungen gleichen sich weitgehend bei allen Menschen. Deshalb besitzt jeder Mensch ein »inneres Bild« davon, was Geborgenheit, was Zuwendung und was menschliche Nähe bedeutet. Er »weiß«, dass er ohne die Hilfe anderer nicht zu dem hätte werden können, was er oder sie geworden ist, dass man als Mensch auf zwei Beinen gehen und sich durch Gestik und Mimik, später auch durch Sprache verständigen kann. Jeder Mensch lernt auch, dass es Bedürfnisse gibt, die mit der Hilfe anderer, und später auch durch eigenes Handeln, mehr oder weniger gut gestillt werden können, nicht nur solche wie Hunger und Durst, sondern auch solche nach Nähe, Zugehörigkeit und Anerkennung. All das hat jedes Kind zumindest eine Zeit lang erfahren und als innere Repräsentanzen in seinem Hirn abgespeichert. Alle haben vor – und die meisten auch noch eine Zeit lang nach – ihrer Geburt sozusagen »automatisch« all das bekommen, was sie für ihr Wachstum und ihre Hirnentwicklung brauchen: Wärme, Nähe, Zuwendung, Anregungen, Vorbilder und gelegentlich Herausforderungen. Erst später kommen dann zunehmend auch solche Erfahrungen hinzu, die die so angelegte Grundausstattung an Sicherheit bietenden inneren Bildern überschatten und bisweilen sogar bis zur Unkenntlichkeit verblassen lassen: Zurückweisung, Gleichgültigkeit, Abweisung, unerfüllbare Forderungen und Erwartungen oder gar Gewalt und Misshandlung.

Dann erst verlieren Kinder ihre unbekümmerte Neugier und ihre unbegrenzte Offenheit. Wer in der Kälte überleben will, muss sich warm anziehen. Je kälter das emotionale Klima wird, desto stärker sind auch schon Kinder gezwungen, sich dagegen zu wappnen. Wie die Lösungen im Einzelnen auch aussehen, die sie dabei finden, immer geht ihnen dabei etwas ganz Entscheidendes verloren: Ihr ursprüngliches Vertrauen.

Es ist wichtig, möglichst gut zu verstehen, wie und wodurch das Vertrauen verloren geht, das alle Kinder immer wieder mit auf die Welt bringen: Denn nur wenn man weiß, weshalb es verschwunden ist, lässt sich erahnen, was getan werden müsste, damit dieses verlorene Vertrauen von einem Kind oder Jugendlichen zurückgewonnen werden kann. Solange das Kind noch nicht von irgendwelchen Ersatzbefriedigungen abhängig, also z. B. computersüchtig geworden ist, mag das noch relativ leicht sein. Hat es aber erst einmal den Zauber der virtuellen Welt oder irgendeiner anderen Krücke entdeckt, mit deren Hilfe es ihm möglich wird, dieses verloren gegangene Vertrauen irgendwie zu kompensieren, bleibt vieles von dem, was vorher noch geholfen hätte, leider allzu oft wirkungslos. Und je länger ein Kind diese Krücken bereits benutzt, desto sicherer fühlt es sich damit und desto schwerer fällt es ihm, sie wieder loszulassen.

Wer einmal in virtuellen Welten zumindest einen Teil dessen wieder gefunden hat, was er so dringend für sein Leben braucht, der ist nicht so leicht wieder in die Realität, in das Leben in unserer realen Welt mit all ihren Problemen, zurückzuholen. Gelingen kann das nur, indem dem betroffenen Kind oder Jugendlichen nun, in dieser realen Welt genau das wieder geboten und damit erlebbar gemacht wird, was für sie dort bisher nicht zu finden war:

1. Klare durchschaubare Regeln und Strukturen, die man erkennen und einhalten muss, um sich zurechtzufinden.
2. Entscheidungen, die man selbstständig treffen und verantworten muss, um selbstbewusst zu werden.

3. Fähigkeiten und Fertigkeiten, die man erwerben muss, um ans Ziel zu kommen.
4. Umsicht, die man entwickeln muss, um erfolgreich zu sein.
5. Abenteuer, unerwartete Ereignisse und überraschende Situationen, die man erleben, auch Gefahren, die man bestehen kann, um daran zu wachsen.
6. Ziele, die man vor Augen hat und die erreichbar sind, damit das Leben Sinn macht. Und nicht zuletzt
7. Vorbilder, an denen man sich orientieren, mit denen man sich identifizieren und denen man nacheifern kann, weil sie etwas ausstrahlen, das man selbst (noch) nicht entwickelt hat.

All das müsste den von irgendwelchen Ersatzbefriedigungen oder ihren Computerspielen abhängig gewordenen Kindern und Jugendlichen als reale Lebenswirklichkeit geboten werden, um sie dazu zu bringen, diese Notbehelfe loszulassen und sich wieder auf das wirkliche Leben einzulassen.

Spätestens jetzt lässt sich wahrscheinlich erahnen, dass das nicht so einfach ist. Gespräche, Ermahnungen und selbst die größten Überredungskünste helfen da nicht weiter. Vertrauen kann man nicht herbeireden oder durch irgendwelche Maßnahmen herstellen. Vertrauen muss wachsen. Und damit es in jemandem wieder wachsen kann, muss ihm Gelegenheit geboten werden, Erfahrungen zu machen, die sein Vertrauen stärken. Aber das ist nicht so leicht, wenn diese Kinder und Jugendlichen in eine Welt hineinwachsen, in der alles Mögliche gedeihen und wachsen kann, am wenigsten aber Vertrauen. Es ist eine Welt, in der sich die Medien tagtäglich mit ihren Horrormeldungen gegenseitig überbieten, in der Politiker und andere Entscheidungsträger heute dies und morgen jenes beschließen und als bahnbrechende Lösung verkünden, in der jeder versucht, den für ihn größtmöglichen Vorteil zu erlangen, eine Welt, in der jeder den anderen als Konkurrenten, wenn nicht gar als Feind betrachtet, in der einer vom anderen befürchtet, dass er ihm das raubt, was er für sein gutes Recht, sein Eigentum oder sein Lebensglück hält.

Die meisten Erwachsenen haben gelernt, sich in dieser Welt zurechtzufinden. Kindern und Jugendlichen fällt das nicht nur schwer, sie haben auch noch ein zusätzliches Problem: Je älter sie werden, desto stärker bekommen sie zu spüren, dass sie in dieser Welt für die Aufrechterhaltung des Lebensstandards der Erwachsenen, für die Zahlung ihrer Renten, für die Begleichung von deren Schulden und für die Beseitigung der von der vorhergehenden Generation angerichteten Schäden verantwortlich gemacht werden. Ihr Leben ist also weitgehend verplant, ihre Aufgaben sind im Wesentlichen vorgezeichnet. Was gibt es in dieser Welt für sie wirklich noch zu entdecken? Welche Überraschungen warten hier auf sie? Was können sie gestalten, welche Entscheidungen treffen und wofür Verantwortung übernehmen? Und an welchen Aufgaben sollen sie eigentlich wachsen? An den Hausaufgaben etwa, die sie aus der Schule mitbringen, oder an den Aufgaben, die sie gelegentlich im Haushalt übernehmen?

Ein bezeichnendes Licht, auf das, worauf es offenbar ankommt, damit das Vertrauen wieder wachsen kann, haben vor kurzem die Ergebnisse einer Studie an Hauptschülern geworfen. Völlig verzweifelt über deren schulische Leistungen hatte sich die Schulleitung entschlossen, ihre Schüler an drei von fünf Tagen in der Woche nicht mehr zu unterrichten, sondern sie stattdessen in Patenbetriebe zu schicken. Ein Jahr lang arbeiteten die Schülerinnen und Schüler also drei Tage pro Woche in Autowerkstätten, Bäckereien, Blumenläden, Friseursalons etc. als Praktikanten. In die Schule gingen sie nur noch montags und freitags. Das verblüffende Resultat: Am Ende dieses Jahres hatten sich die schulischen Leistungen dieser Schüler trotz der Reduktion des Unterrichts auf über die Hälfte in allen Fächern um durchschnittlich eine Note verbessert. Ihre Einstellung zu dem, worauf es im Leben ankommt, hatte sich dramatisch verändert. Sie waren wieder selbstbewusster, motivierter, neugieriger und interessierter geworden und hatten Kompetenzen erworben, die sie dort, wo sie bisher den größten Teil ihrer Zeit zugebracht hatten, nicht erwerben konnten.

Dieses Schulprojekt unterstreicht all das, was Hirnforscher bereits vor Jahren herausgefunden und inzwischen in vielen anderen Untersuchungen bestätigt haben: Wer Gelegenheit geboten bekommt, sein Gehirn auf eine komplexere, vielfältigere Weise zu benutzen, entwickelt auch ein komplexer strukturiertes Gehirn. Bei südamerikanischen Hauseseln konnte das besonders deutlich gezeigt werden, weil es dort, in Südamerika, zwei verschiedene »Sorten« von Hauseseln mit gleichen genetischen Anlagen gibt – solche, die in den Ställen der Bauern aufwachsen, und solche, die ein Schlupfloch finden, abhauen und sich dann draußen, in der Pampa, anderen »verwilderten« Hauseseln anschließen, sich dort paaren und ihre Jungen sozusagen in der freien Wildbahn aufziehen. Sie werden leicht erraten, welche dieser Esel ein deutlich größeres Hirn mit erheblich mehr Vernetzungen ausbilden.

Bezogen auf unsere Computerkids machen diese Beispiele immerhin eines deutlich: Prinzipiell geht es. Man kann Kompetenzen entwickeln und das Vertrauen in die Fähigkeit, sich im realen Leben zurechtzufinden, wieder stärken. Aber es geht nicht, solange alles so bleibt, wie es ist – zu Hause, in der Schule, in der Freizeit, also im realen Leben der betreffenden Kinder und Jugendlichen. Sie brauchen echte Aufgaben, an denen sie wachsen können, Sie brauchen konkrete Probleme, die sie meistern können. Sie brauchen interessante Entdeckungen, die sie machen können, auch eigene Entscheidungen, die sie treffen können. Sie brauchen also eine andere Lebenswelt, eine Welt, die sie sich erschließen können, in der sie wichtig sind, und in der sie sich mit ihren Begabungen und Fähigkeiten auch wirklich angenommen fühlen, in der sie nicht benutzt, sondern gebraucht werden.

Wie entsteht die Entfremdung und wie verhindert man sie?

Kinder lernen, indem sie sich zu ihrer Welt und dem, was sie dort erfahren, in Beziehung setzen. Die dabei gemachten Erfahrungen führen zur Herausbildung und Festigung entsprechender Beziehungsmuster der Nervenzellen in ihrem Gehirn. Das sich entwickelnde Gehirn passt also seine innere Struktur und seine Arbeitsweise, und damit auch seine neuronalen Verschattungen und synaptischen Verbindungen an das an, womit sich das Kind in einer engen Beziehung beschäftigt. Das ist zunächst, während der gesamten vorgeburtlichen Entwicklung, aber auch im weiteren Leben in jedem Moment der Körper, und all das, was in diesem Körper – mit und ohne Zutun des Gehirns – passiert. Jedes aus dem Körper zum Gehirn weitergeleitete Signal führt zum Aufbau eines charakteristischen Erregungsmusters innerhalb der im Gehirn bereits ausgebildeten neuronalen Netzwerke. Je häufiger ein solches, spezifisches Erregungsmuster entsteht, desto stärker werden die daran beteiligten synaptischen Verbindungen gebahnt und gefestigt.

Auf diese Weise entstehen im Gehirn zunehmend komplexer werdende, strukturell verankerte Repräsentanzen der aus dem Körper eintreffenden Signal- (wie auch der im Gehirn erzeugten Reaktions- oder Antwort-) Muster. Später, wenn die Sinnesorgane und ihre Nervenverbindungen so weit gereift sind, dass sie die durch spezifische Wahrnehmungen entstandene Erregungsmuster zum Gehirn (sensorischer Cortex) weiterleiten, werden auch diese Sinneseindrücke als innere Repräsentanzen der jeweils gemachten Sinneserfahrungen im Gehirn herausgeformt und mit den jeweiligen Antwort- und Reaktionsmustern auf die betreffende Wahrnehmung verbunden. Und noch später, wenn der heranwachsende Mensch zunächst mit seinen Eltern und dann mit immer mehr anderen

Menschen in Beziehung tritt, werden diese Beziehungserfahrungen in den höheren, komplexesten Bereichen des Gehirns in Form sogenannter Meta-Repräsentanzen verankert. Und spätestens jetzt kann das, was in diesen Beziehungen gelernt und im Gehirn abgespeichert wird, zu einem Problem werden. Weil diese später gemachten Beziehungserfahrungen nun zunehmend von anderen Menschen, deren Verhaltensweisen, deren Überzeugungen, deren Meinungen und deren Vorstellungen, auch deren Ängsten und Hoffnungen bestimmt werden, kann es sehr leicht geschehen, dass die dadurch im Hirn des Kindes entstehenden neuen Verschaltungsmuster nicht mehr so recht zu den älteren, durch seine eigenen Körpererfahrungen und seine eigenen Wahrnehmungen gemachten ursprünglichen Erfahrungen passen. So wird beispielsweise das Bedürfnis, sich zu bewegen, durch entsprechende Maßregelungen oder allein schon durch das Vorbild von Erwachsenen mehr oder weniger eingeschränkt. Der bei kleinen Kindern noch vorhandene Impuls, den ganzen Körper einzusetzen, um das eigene Befinden zum Ausdruck zu bringen, wird dann mehr oder weniger deutlich unterdrückt. Gefühle von Angst und Schmerz, auch von übermäßiger Freude und Lust, werden im Zusammenleben mit anderen zunehmend kontrolliert.

Auf diese Weise passt sich jeder Mensch im Verlauf seiner Kindheit an die Vorstellungswelt, die Erwartungen und die Verhaltensweisen der Erwachsenen an, mit denen er aufwächst. Später, als Jugendlicher, orientiert er sich zunehmend an den Denk- und Verhaltensweisen seiner Altersgenossen aus den Peer-Groups, zu denen er oder sie gehört oder gern gehören möchte. Ohne es selbst zu bemerken, entfernt sich der betreffende Mensch im Verlauf dieses Anpassungsprozesses immer weiter von dem, was sein Denken, Fühlen und Handeln ursprünglich, als er noch ein kleines Kind war, primär geprägt hatte: die eigene Körpererfahrung und die eigene Sinneserfahrung. Indem er all das zu unterdrücken beginnt, was bisher der selbstverständlichste und ureigenste Teil seines Selbst war, wird er sich selbst zunehmend fremd.

Sein Körper, und die aus seiner Körperlichkeit erwachsenden Bedürfnisse werden – weil sie dem starken Bedürfnis nach Zugehörigkeit und Anerkennung, nach Identitätsentwicklung und Selbstentfaltung im Wege stehen – als Hindernis betrachtet und deshalb unterdrückt.

Das haben wir alle als Kinder und Jugendliche so oder so ähnlich auf mehr oder weniger intensive Art am eigenen Leibe erfahren. In manchen Kulturen ist der Druck zu solcher Entfremdung und Instrumentalisierung des Körpers stärker, in anderen vielleicht auch schwächer als bei uns. Aber gänzlich entgehen kann ihm kein Kind, das in eine Gemeinschaft von Menschen hineinwächst, die bestimmte Vorstellungen davon hat, wie man als Mensch zu sein hat, um als Mitglied in dieser Gemeinschaft akzeptiert zu werden. Genau das, nämlich das Bedürfnis, irgendwie dazugehören zu wollen, ist der Schlüssel zum Verständnis dieses sonderbaren Anpassungsprozesses, der Menschen oft schon während der Kindheit dazu bringt, ihr Denken von ihrem Fühlen abzutrennen.

Ein leider noch immer sehr häufiger Verstärker für die fortwährende Anpassung dieser inneren Bilder und handlungsleitenden Muster an die in der jeweiligen Familie, der Sippe oder der jeweiligen Gemeinschaft herrschenden Strukturen ist die Angst – entweder die Angst vor einer angedrohten Strafe oder die Angst vor der Verweigerung einer Belohnung in Form von Zuwendung und Wertschätzung, die das betreffende Kind erfährt. In beiden Fällen kommt es zur Aktivierung der sogenannten emotionalen Zentren im Gehirn (limbisches System). Mit dieser Aktivierung geht eine vermehrte Produktion und Ausschüttung von solchen Botenstoffen einher, die in der normalen Funktionsweise des Gehirns nie in diesen Mengen freigesetzt werden (Dopamin, Neuropeptide, Enzephaline). Durch die Wirkung dieser sogenannten neuroplastischen Botenstoffe werden nachfolgende Nervenzellen in den höheren assoziativen Bereichen des Gehirns dazu veranlasst, vermehrt Fortsätze auszubilden, neue synaptische Verbindungen herzustellen bzw. bestehende Kontakte enger zu knüpfen. Auf diese Weise kommt es zu einer außerordentlich effektiven Stabilisierung und Bahnung der zur Lösung eines bestimmten Problems (zur Vermeidung der angedrohten Bestrafung oder zur Erlangung der in Aussicht gestellten Belohnung) aktivierten neuronalen Verknüpfungen und synaptischen Verschaltungen. So lernt jedes Kind bereits sehr früh und auch entsprechend nachhaltig all das, worauf es für ein möglichst ungestörtes Zusammenleben in seiner jeweiligen Gemeinschaft ankommt.

Ebenso wirksam, aber wesentlich subtiler – und im Gegensatz zu diesem »Dressurlernen« von allen Beteiligten weitgehend unbemerkt – erfolgt das sogenannten Resonanz- oder Imitationslernen. Erst vor wenigen Jahren entdeckten die Hirnforscher sogenannte »Spiegelneuronen« im prämotorischen Kortex von Affen, die immer dann miterregt werden, wenn ein Affe einen anderen Affen bei bestimmten Bewegungsabläufen beobachtet. Bei Kindern scheint die Fähigkeit, bei Anderen beobachtete Verhaltensweisen im Inneren, durch den Aufbau eines eigenen, das beobachtete Verhalten abbildenden Erregungsmusters »abzuspeichern«, bereits sehr früh ausgebildet zu sein. Kinder erschließen sich auch in ähnlicher Weise durch Beobachtung aus dem Verhalten ihrer Vorbilder, wie die Welt wahrgenommen und eingeschätzt werden muss und wie man ihr begegnet. Dieses »Imitationslernen« bildet die Grundlage für die Weitergabe von Wahrnehmungs-, Bewertungs- und Verhaltensmustern von einer Generation zur nächsten.

Durch solche Spiegelungen des Verhaltens, aber auch der Einstellungen und Haltungen von Vorbildern, meist noch verstärkt durch entsprechende Hinweise und Maßregelungen, lernen Kinder sehr schnell und außerordentlich effizient, wie sie sich verhalten und wie sie denken und sogar fühlen müssen, um in die Gemeinschaft zu passen, in die sie hineinwachsen.

Am deutlichsten zutage treten solche durch Spiegelung und Imitation erlernten Verhaltensweisen immer dann, wenn man Gelegenheit bekommt, ein Kind in Gegenwart eines prägenden Vorbildes zu beobachten. Besonders bei kleinen Kindern wird dann sichtbar, wie sehr sie sich bemühen, die Körperhaltung, die Mimik und Gestik des bewunderten Vorbildes nachzuahmen. Das können Vater oder Mutter sein, häufig aber auch etwas ältere Geschwister oder Spielkameraden und nicht selten auch irgendein »Idol« aus Kino oder Fernsehen. Weniger deutlich sichtbar, aber aus den verbalen Äußerungen und Kommentaren zumindest anfänglich noch gut erkennbar, eignen sich Kinder auch bestimmte geistige Haltungen und Vorstellungen von Vorbildern an. Dabei werden diese Ideen im Lauf ihrer weiteren Entwicklung im eigenen Denken immer wieder »durchgespielt« und so oft wiederholt, bis die dabei aktivierten neuronalen Erregungsmuster so gebahnt und stabilisiert worden sind, dass sie dem Kind auch weiterhin als strukturell verankerte Repräsentanzen, als internalisierte Vorstellungen zur Verfügung stehen. Daraus werden dann Orientierungen und geistige Grundhaltungen abgeleitet und subjektive Bewertungen neuer Eindrücke und Erfahrungen vorgenommen.

Etwa ab dem 4. Lebensjahr lässt sich beobachten, dass Kinder nun auch all jene Strategien ihrer Vorbilder übernehmen, die diese zur Regulation ihrer eigenen emotionalen Befindlichkeit einsetzen. Dazu zählen sowohl das »Verstecken« von Gefühlen als auch das übertriebene Zurschaustellen von emotionalen Gesten und mimischen Ausdrucksformen. Anhand seiner Vorbilder lernt das Kind nun zunehmend besser, seine Gefühle zu beherrschen oder zum Erreichen bestimmter Ziele bestimmte emotionale Ausdrucksformen einzusetzen. Die ursprüngliche Offenheit des kindlichen emotionalen Ausdrucks wird nun immer stärker in einer privaten Gefühlswelt versteckt. Vor allem in den westlichen Kulturen führt das zu einer zunehmenden Entkopplung der durch Mimik und Gestik zum Ausdruck gebrachten und der tatsächlich subjektiv empfundenen Gefühle. Die eigenen Gefühle werden so immer stärker kontrolliert und vom Körperempfinden abgetrennt.

Zusätzlich gehen in die sich herausbildenden neuronalen Muster auch alle sogenannten Abwehrvorgänge ein, z. B. gegen schmerzvolle oder traurige oder wütende Gefühle, die in einer wenig Sicherheit bietenden Beziehung nicht gezeigt werden dürfen, unterdrückt werden müssen und schwer auszuhalten sind. Diese Abwehr von Gefühlen geht mit muskulären Anspannungen einher. Dadurch verändern sich Haltungsmuster und Atmung. Je häufiger und je früher das geschieht, desto stärker werden diese körperlichen Abwehrmuster verfestigt. Alle Sinneseindrücke, die mit den alten Erfahrungen assoziiert werden, rufen auch die alten Gefühle wieder wach. Darauf reagiert der Körper mit erneuten Anspannungen. Vor allem solche Erfahrungen, die während der frühen Kindheit mit dem Gefühl von Ohnmacht und Hilflosigkeit, Ablehnung und Entwertung einhergehen, werden auf diese Weise sehr nachhaltig »verkörpert«. Auch wenn diese Gefühle im späteren Leben überwunden werden können oder die für das Zustandekommen dieser Gefühle verantwortlichen Personen längst gestorben sind, bleiben diese verkörperten Erfahrungen oft zeitlebens als gedrückte und verkrampfte Körperhaltungen und Bewegungsmuster erhalten.

Wie auch immer diese Anpassungsprozesse im Einzelfall verlaufen, sie führen alle zum gleichen Ergebnis: Die von Kindern und Jugendlichen in ihren späteren Beziehungen zu anderen Menschen gemachten und im Gehirn verankerten Erfahrungen stehen in einem mehr oder weniger starken Widerspruch zu dem, was diese Kinder und Jugendlichen in der Zeit davor erlebt haben und was ihr Denken, Fühlen und Handeln bis dahin geprägt hatte. Die Identifikation mit diesen neuen Erfahrungen, also der Versuch, sie in ihr ursprüngliches Selbstbild zu integrieren, führt dazu, dass die betreffenden Kinder und Jugendlichen gezwungen sind, sich dabei mehr oder weniger stark von ihrem ursprünglichen »Selbst« zu entfernen. So wird aus ihrer ursprünglichen Neugier und Gestaltungslust allmählich Desinteresse, aus ihrer anfänglichen Unbefangenheit zunehmend Verklemmtheit, aus ihrer angeborenen Offenheit Verschlossenheit, aus ihrer kindlichen Begeisterungsfähigkeit wachsende Unlust und die »Null-Bock«-Mentalität pubertierender Jugendlicher. Schlimmer noch, sie halten jetzt das, was durch diese späteren Beziehungserfahrungen aus ihnen geworden ist, für ihr wahres »Ich«, und das versuchen sie nun auch nach Kräften gegenüber allem zu verteidigen und vor allem zu schützen, was es bedroht.

Aus diesem Grund können sie sich selbst keine Lust am Lernen und Entdecken mehr zugestehen, aus diesem Grund müssen sie gegenüber allem, was noch an ihre ursprünglichen Erfahrungen anknüpft, misstrauisch sein. Sie können nicht mehr unbefangen umherspringen und ein Lied singen. Sie haben sich von sich selbst, von ihrem ursprünglichen Selbst entfremdet. Das ist ebenso schmerzhaft wie anstrengend. Aber auch diese Gefühle dürfen sie sich nicht eingestehen, denn auch sie gefährden das nun entstandene Bild von sich selbst, ihr neues, durch die Übernahme der Vorstellungen anderer Menschen geprägtes »Ich«. Für viele dieser Kinder und Jugendlichen wird dann die von ihren PCs erzeugte Scheinwelt ihrer Computerspiele zur einzigen Welt, in der sie, ohne in Widersprüche mit ihrem neuen Selbstbild zu geraten, sein dürfen, wie sie wirklich sind: unbefangen, neugierig, lernfreudig, begeistert, ausdauernd und kompetent. Das ist ihr wahres Selbst, das sie ansonsten nirgendwo zu offenbaren bereit sind – nicht in der Familie, nicht in der Schule und oft auch nicht im Kreis ihrer gleichaltrigen Kameraden. Nicht dort draußen, in der Realität, sondern in den virtuellen Welten ihrer Computerspiele können sie endlich wieder so sein, wie sie ursprünglich einmal waren. Hier finden sie Erleichterung von den Schmerzen, die sie aufgrund der Entfremdung von sich selbst draußen, in der realen Welt, aushalten. Hier hört endlich die Anstrengung auf, die das ständige Befestigen ihres sich selbst entfremdeten »Ich« kostet. Diese vor ihren PCs tagtäglich erlebte Befreiung und Erleichterung geben diese Kinder und Jugendlichen deshalb auch nicht ohne weiteres auf.

Dafür ist dieses Gefühl viel zu gut. Dafür sind die sog. »Belohnungszentren« in ihren Gehirnen viel zu stark aktiviert.

Spätestens jetzt werden Sie ahnen, weshalb es nichts nützt, den computersüchtig gewordenen Kindern und Jugendlichen ihre Computer wegzunehmen oder die »Nutzungszeiten« einzuschränken. Was sie dort, in diesen virtuellen Welten sein und erleben dürfen, bringt sie wieder so sehr mit sich selbst in Verbindung, dass sie davon weder mit Gesprächen noch mit Regeln und Verboten, ja noch nicht einmal durch Entfernen oder Zerstören des Computers abzuhalten sind. Gerade daran erkennt man ja die Süchtigen: dass sie enorm erfinderisch und auf eine bedenkenlose Weise einfallsreich sind, wenn es darum geht, immer wieder neue Mittel und Wege finden, sich ihren »Stoff«, ihre »Krücke«, also das, was ihnen fehlt, zu beschaffen.

So bleibt auch hier wieder nur eine Möglichkeit, diesen Kindern und Jugendlichen zu helfen: Indem man Bedingungen schafft, die es ihnen ermöglichen, das im realen Leben wiederzufinden, was sie genau dort beim Älterwerden verloren und durch ein fremdbestimmtes »Ich« ersetzt haben: ihr ursprüngliches, wahres Selbst. Manchen gelingt das von allein, indem sie sich beispielsweise in jemanden verlieben, der sie so mag, wie sie sind. Manche finden sich auch – je älter sie werden – immer besser damit ab, dass sie nicht so sein dürfen, wie sie sind. Das sind diejenigen, die sich dann endgültig von sich selbst entfremden und fortan ein Leben wie in einer anderen Haut führen, die sich mit irgendwelchen Ideen oder Idolen so stark identifizieren, dass sie irgendwann kaum noch wiederzuerkennen sind. Und manchen gelingt auch das Kunststück, aus dieser Krisenzeit der Selbstfindung irgendwie von allein wieder zu ihrem wahren Selbst zurückzufinden. Die sollte man sich genauer anschauen, denn sie sind diejenigen, von denen man am ehesten lernen könnte, wie und wodurch sich dieser Prozess des Wiederfindens des verloren gegangenen Selbst durch Hilfe von außen noch besser unterstützen lässt.

Was man von diesen Jugendlichen, die es geschafft haben, sich von ihrer Computersucht zu befreien, fast immer in der einen oder anderen Weise geschildert bekommt, ist weitgehend identisch: Irgendwann ist etwas passiert, irgendwie haben sie eine neue Erfahrung gemacht, die genau das in ihnen gestärkt hat, was sie schon fast verloren hatten: ihr Selbstwertgefühl, ihr Vertrauen, ihren Mut, ihre Lust am Leben, am Entdecken und Gestalten. Manchmal waren das neue Begegnungen mit anderen Menschen, manchmal neue Herausforderungen, manchmal war es aber auch nur eine anerkennende und wertschätzende Bemerkung durch einen Lehrer oder eine neuen Freund, vielleicht auch nur eine gelungene, selbstständig erbrachte Leistung. Von außen betrachtet, war es meist nichts Besonderes, sondern eher etwas, das sich im normalen Leben immer wieder ereignet (oder ereignen sollte). In den seltensten Fällen war es eine therapeutische Intervention.

Logging out

So, das war's. Gleich können Sie abschalten. Wir haben versucht, Ihnen einen Einblick in die Beschaffenheit der realen Lebenswelt zu geben, in die unsere Kinder und Jugendlichen heute hineinwachsen. Es kam uns dabei darauf an, zu zeigen, dass diese reale Welt in manchen Aspekten reicher und vielfältiger, in mancher Hinsicht aber auch ärmer geworden ist, ärmer vor allem an all dem, was jede heranwachsende Generation braucht, um ihre Potenziale entfalten zu können: Aufgaben, an denen die Kinder wachsen können, Visionen und Vorbilder, an denen sie sich spätestens als Jugendliche orientieren können, Strukturen, die ihnen Halt bieten, und Menschen, bei denen sie Geborgenheit, Wertschätzung und Anerkennung finden, die ihnen Mut machen und ihr Vertrauen stärken. Je mehr Kindern und Jugendlichen in ihrer jeweiligen Lebenswelt Gelegenheit geboten wird, diese Ressourcen stärkenden Erfahrungen zu machen, desto weniger anfällig werden sie für die Verlockungen, die ihnen in der virtuellen Welt ihrer Computerspiele angeboten werden. Wir haben die Anziehungskraft beschrieben, die von diesen elektronisch generierten Bilderwelten ausgeht, und wir haben gesehen, was den Sinnen und dem Verstand zustößt, wenn man sich täglich stundenlang in diesen virtuellen Räumen aufhält. Alles, was die Hirnforscher in den letzten Jahren über die nutzungsabhängige Plastizität des menschlichen Gehirns in Erfahrung gebracht haben, spricht dafür, dass diese Art der Benutzung des Gehirns mit entsprechenden Anpassungen nicht nur der Arbeitsweise, sondern auch der Struktur, also des Aufbaus und der Herausformung neuronaler Netzwerke in den Gehirnen dieser Kinder und Jugendlichen einhergeht. So bekommen sie allmählich ein anderes Gehirn: ein Gehirn, das anders beschaffen ist und anders arbeitet, ein Gehirn, das eben nun für die Bewältigung all jener Aufgaben optimiert ist, auf die es bei der Beschäftigung mit dem PC und beim Zurechtfinden in den von diesen PCs generierten virtuellen Welten ankommt.

Wer diese Anpassungsprozesse durchlaufen hat, findet nur schwer wieder in das reale Leben mit all seinen immer neuen Problemen, den vielfältigen Schwierigkeiten und Konflikten zurück. All das ist nun nicht mehr »seine Welt«, ist nicht mehr die Welt, in der er sich mit seinem Gehirn zurechtzufinden gelernt hat. Wer diesen computersüchtig gewordenen Kindern helfen will, muss deshalb versuchen zu verstehen, was sich in ihrem Gehirn – und damit auch in ihrem Denken, Fühlen und Handeln – ereignet hat. Deshalb haben wir beschrieben, wie aus den anfänglich noch sehr filigranen Nervenverbindungen im Gehirn in Abhängigkeit davon, wie häufig und wie erfolgreich ein Kind oder ein Jugendlicher sie benutzt, immer breitere Straßen und schließlich sogar Autobahnen werden, von denen der oder die Betreffende später nur schwer wieder herunterkommt. Wir haben uns gefragt, welche Kinder und Jugendlichen besonders gefährdet sind, sich solche Autobahnen ins Hirn zu bauen, und wir haben versucht herauszuarbeiten, warum das so ist und wie sich solche Entwicklungen von Anfang an vermeiden oder zumindest später noch korrigieren lassen. Einfache Lösungen in Form irgendwelcher Patentrezepte scheint es nicht zu geben. Jedes computersüchtig gewordene Kind hat seine eigene Geschichte, jedes hat seine eigenen Erfahrungen gemacht und jedes hat versucht, sich eine Welt zu erschließen, in der es sich geborgen und sicher fühlt, in der es sich zurechtfindet und in der es Aufgaben gibt, an denen es wachsen kann. Dass manche dieser Kinder dabei in einer Welt angekommen sind, die es nur auf den Monitoren ihrer PCs und in ihren Köpfen gibt, sollte uns Erwachsene nachdenklich machen. Wir haben zugelassen, dass sich unsere Lebenswelt innerhalb weniger Jahre auf eine Weise verändert hat, die nun vielen Kindern und Jugendlichen nicht mehr das bietet, was sie für ihre Entwicklung zu starken, selbstbewussten und verantwortungsvollen Persönlichkeiten brauchen. Oder um es noch deutlicher zu sagen: Bei der Gestaltung unserer Lebenswelt haben wir uns stärker von Erfordernissen der Wirtschaft leiten lassen als von den Bedürfnissen der Menschen, und das gilt insbesondere für die in diese Lebenswelt hineinwachsenden Kinder und Jugendlichen. Geahnt haben wir das schon länger, aber erst jetzt werden die Folgen allmählich so deutlich, dass sie uns zum Handeln zwingen.

Nun aber ist guter Rat teuer und eine Kurskorrektur ziemlich kompliziert geworden. Es ist Zeit, zur Besinnung zu kommen und uns zu fragen, worauf es im Leben für uns und vor allem für unsere Kinder wirklich ankommt. Helfen kann dabei vielleicht diese kleine Geschichte, die man mit Hilfe eines Computers leicht im Internet finden kann:

Ein Schäfer hütet in einer einsamen Gegend seine Herde. Plötzlich taucht in einer großen Staubwolke ein Jeep auf und hält direkt neben ihm. Der Fahrer des Jeeps, ein junger Mann im Brioni-Anzug, mit Alden-Schuhen, Ray-Ban-Sonnenbrille und einer Hermes-Krawatte, steigt aus und fragt ihn: »Wenn ich errate, wie viele Schafe Sie haben, bekomme ich dann eins?« – »In Ordnung«, sagt der Schäfer. Der junge Mann verbindet sein Notebook mit dem Smartphone, geht im Internet auf eine NASA-Seite, scannt die Gegend ab und öffnet eine Datenbank mit 60 Excel-Tabellen. Schließlich sagt er: »Sie haben hier exakt 1.586 Schafe.« Der Schäfer antwortet: »Das ist richtig, suchen Sie sich eins aus.« Der junge Mann nimmt ein Tier und lädt es in den Jeep. Der Schäfer schaut ihm zu und sagt: »Wenn ich Ihren Beruf errate, geben Sie mir das Tier dann zurück?« Der junge Mann antwortet: »Klar, warum nicht?« – »Sie sind Unternehmensberater.« – »Das ist richtig, woher wissen Sie das?« – »Sehr einfach«, sagt der Schäfer. »Erstens kommen Sie her, obwohl Sie niemand gerufen hat. Zweitens wollen Sie ein Schaf als Bezahlung dafür, dass Sie mir etwas sagen, das ich ohnehin schon weiß. Und drittens haben Sie keine Ahnung von dem, was ich hier mache. Und jetzt geben Sie mir meinen Hund zurück.«

Computer – das macht diese Geschichte eben auch noch einmal deutlich – sind großartige Hilfsmittel für die effektive Nutzung unseres Gehirns. Und das World Wide Web ist ein gigantischer Wissensspeicher, der es uns ermöglicht, unser Gehirn endlich für das zu benutzen, wofür es eigentlich optimiert ist: nicht für das Auswendiglernen von Fakten, sondern für das Lösen der Probleme, die das reale Leben für uns bereit hält oder die wir uns immer wieder selbst bereiten.

Literatur

Balint, Michael: *Angstlust und Regression*. Stuttgart 1965

Barthelmes, Jürgen/Sander, Ekkehard: *Medien in Familien und Peer-Group*. Weinheim/München 1997

Bergmann, Wolfgang: *Gute Autorität. Grundsätze einer zeitgemäßen Erziehung*. Weinheim/Basel 2006

Ders.: *Das Drama des modernen Kindes. Hyperaktivität, Magersucht, Selbstverletzung*. Weinheim/Basel 2006

Ders.: *Kleine Jungs – große Not. Wie wir ihnen Halt geben*. Weinheim/Basel 2008

Ders.: *AD(H)S in der Schule. Wie Eltern ihren Kindern helfen können*. Weinheim/Basel 2010

Ders.: *Disziplin ohne Angst. Wie wir den Respekt unserer Kinder gewinnen und ihr Vertrauen nicht verlieren*. Weinheim/Basel 2011

Beyers, Bert: *Die Zukunftmacher*. Frankfurt a. M. 1999

Bowlby, John: *Das Glück und die Trauer*. Stuttgart 1982

Dertouzos, Michael: *What will be*. Heidelberg/NewYork 1999

Dornes, Martin: *Die emotionale Welt des Kindes*. Frankfurt a. M. 2000

Gebauer, Karl/Hüther, Gerald: *Kinderbrauchen Wurzeln*. Düsseldorf 2001

Dies.: *Kinder suchen Orientierung*. Düsseldorf 2002

Dies.: *Kinder brauchen Spielräume*. Düsseldorf 2003

Dies.: *Kinder brauchen Vertrauen*. Düsseldorf 2004

Gibran, Khalil: *Der Prophet*. Düsseldorf 2001

Glöckler, Michaela: *Elternsprechstunde. Erziehung aus Verantwortung*. Stuttgart 1999

Gould, Stephen J.: *Der Jahrtausend-Zahlenzauber. Scheinwelt der numerischen Ordnungen*. Frankfurt a. M. 1988

Grunberger, Béla: *Vom Narzissmus zum Objekt*. Frankfurt a. M. 1987

Haug-Schnabel, Gabriele/Schmid-Steinbrunner, Barbara: *Wie man Kinder von Anfang an stark macht*. Ratingen 2002

Hormann, John: *Future Work*. Wiesbaden 1998

Hüther, Gerald: *Biologie der Angst*. Göttingen 1997

Ders.: *Die Evolution der Liebe*. Göttingen 1999

Ders.: *Bedienungsanleitung für ein menschliches Gehirn*. Göttingen 2001

Ders.: *Die Macht der inneren Bilder*. Göttingen 2004

Hüther, Gerald/Bonney, Helmut: *Neues vom Zappelphilipp*. Weinheim/Basel 2002

Hüther, Gerald/Krens, Inge: *Das Geheimnis der ersten neun Monate.* Weinheim/Basel 2005

James, Geoffrey: *Digitale Elite. 34 Management-Strategien für das 21. Jahrhundert.* St. Gallen/Zürich 1997

Jung, Werner: *Von der Mimesis zur Simulation.* Hamburg 1995

Juul, Jesper: *Aus Erziehung wird Beziehung.* Freiburg i. Br. 2005

Kelly, Kevin: *Der zweite Akt der Schöpfung. Natur und Technik im neuen Jahrtausend.* Frankfurt a. M. 1999

Kohut, Heinz: *Narzissmus.* Frankfurt a. M. 2002

Ders.: *Die Heilung des Selbst.* Frankfurt a. M. 1995

Korczak, Janusz: *Das Recht des Kindes auf Achtung.* Göttingen 1998

Ders.: *Wie man ein Kind lieben soll.* Göttingen 2005

Leon, Vera (Hg.): *Ohne Liebe wär' ich futsch. Kinder reden über alles.* München 1995

Lischka, Konrad: *Spielplatz Computer.* Hannover 2002

Mahler, Margaret S.: *Die psychische Geburt des Menschen. Individuation und Symbiose.* Frankfurt a. M. 1999

Montessori, Maria: *Die Entdeckung des Kindes.* Freiburg i. Br. 1997

Nitsch, Cornelia/ Hüther, Gerald: *Kinder gezielt fördern.* München 2004

Rehbein, Florian/Kleimann, Matthias/Mößle, Thomas: *Computerspielabhängigkeit im Kindes- und Jugendalter. Empirische Befunde zu Ursachen, Diagnostik und Komorbiditäten unter besonderer Berücksichtigung spielimmanenter Abhängigkeitsmerkmale* (KFN-Studie). Hannover 2009

Rumpf, Hans-Jürgen/Meyer, Christian/Kreuzer, Anja/John, Ulrich: *Prävalenz der Internetabhängigkeit. Bericht an das Bundesministerium für Gesundheit* (Pinta-Studie). Greifswald/ Lübeck 2011

Schiffer, Eckhart: *Warum Huckleberry Finn nicht süchtig wurde. Anstiftung gegen Sucht und Selbstzerstörung bei Kindern und Jugendlichen.* Weinheim/Basel 2010

Segal, Hanna: *Traum, Phantasie und Kunst.* Stuttgart 1991

Spitzer, Manfred: *Digitale Demenz. Wie wir uns und unsere Kinder um den Verstand bringen.* München 2012

Strauß, Bernhard/Geyer, Michael: *Psychotherapie in Zeiten der Globalisierung.* Göttingen 2006

Van den Boom, Holger: *Digitale Ästhetik. Bildungstheorie des Computers.* Stuttgart 1987

Wiesing, Lambert: *Artifizielle Präsenz. Zur Philosophie des Bildes.* Frankfurt a. M. 2005

Winnicott, Donald W.: *Vom Spiel zur Kreativität.* Stuttgart 2002

Ders.: *Reifungsprozesse und fördernde Umwelt.* Stuttgart 2002

Ders.: *Die menschliche Natur.* Stuttgart 1998

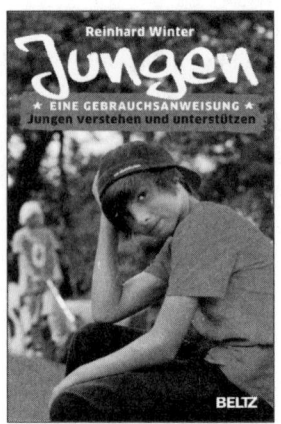
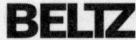